우리 몸에 약이 되는 최고의 물질

콩 발효식품에 숨겨진 비밀

우리 몸에 약이 되는 최고의 물질

콩 발효식품에
숨겨진 비밀

천정자 지음

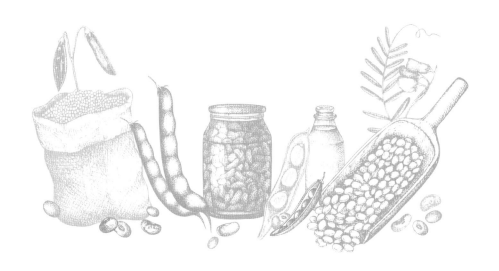

BM (주)도서출판 **성안당**

머리말

⟨⟨⟨⟨⟨⟨⟨⟨⟩⟩

전 세계 어느 나라든 고유의 음식문화와 나름의 맛과 향을 자랑하는 전통식품이 있습니다. 우리나라에도 전 세계인의 입맛을 사로잡는 다양한 전통식품이 많습니다. 그중에서 콩 발효식품이 영양학적으로 우수한 건강보조식품이라는 사실이 알려지면서 많은 사람의 관심을 받고 있습니다.

서양의 패스트푸드와 인스턴트식품이 쓰나미처럼 밀려오면서 수천 년 동안 우리의 건강을 지켜주던 전통 발효식품이 뒷전으로 밀려나기도 했습니다. 하지만 서양 식품이 온갖 성인병을 유발하는 원인인 반면, 콩 발효식품인 된장, 간장, 고추장, 청국장은 오랫동안 우리의 건강을 지켜준 자랑스러운 음식이라는 사실이 알려지면서 많은 사람이 즐겨 먹게 됐습니다.

필자는 선조의 지혜가 담긴 우리의 전통 발효식품인 장류의 맥을 지키려는 마음에서 물 맑고 공기 좋은 청정지역 장흥으로 귀촌하여 장을 담그며 산지도 벌써 10년이 됐습니다.

이제는 장류에 관한 30여 년의 노하우를 혼자만 간직하고 있을 것이 아니라 필자의 체험과 연구를 함께 공유하고자 시간 날 때마다 많은 책과 논문을 인용해 원고지에 기록했습니다. 그 방대한 기록을 '천정자 장류 체험학교' 교과서로 정리하게 된 것을 큰 보람과 영광으로 생각합니다.

1장은 콩 식품을 좋아하는 사람일수록 암을 비롯한 각종 질병이 쉽게 발생하지 않는 이유, 2장은 우리의 식탁을 풍요롭게 하는 발효식품이 곰팡이균·유산균·효모균에 따른 결과물이라는 놀라운 사실을 소개합니다. 3장, 4장에서는 방사능 오염 물질까지 제거하는 천연 해독제·항암제·복합 영양제 역할을 하는 전통 된장과 단순한 조미식품이 아닌 영양 풍부한 만능 소스 전통 간장을 설명합니다. 5장, 6장에서는 세계적인 핫소스이자 뛰어난 다이어트 효과를 보이는 전통 고추장과 왜 전통 청국장이 뛰어난 건강보조식품이며, 우리나라 전통 청국장과 일본 낫토는 어떠한 차이가 있는지에 관해 정리했습니다.

이 책을 읽고 나면 미래의 먹거리로 주목받게 될 우리의 전통 장류식품과 천연 건강보조식품인 콩 발효식품을 더욱 많이 애용하리라 확신합니다. 끝으로 이 책을 출간하는 데 많은 도움을 주신 성안당 편집부 관계자와 홀리스틱 영양 지도사 김영진 선생님께 감사드립니다.

2020년 가을 사자산에서
천정자

추천사



㈜장흥식품 '햇콩마루' 천정자 대표와는 서울대학교 AWASB(웰에이징 최고위과정) 동기생으로서 특별한 인연을 맺어왔습니다. 이번에 천정자 대표의 도서 추천사를 쓰게 된 것은 친구로서 큰 영광으로 생각합니다.

5천 년 역사를 가진 한반도에서 과거 찬란한 문화를 자랑하던 '고려'를 세계는 '코리아'라고 불렀습니다. 그로부터 600여 년이 흐른 2020년 대한민국은 인구 5천만 명, 1인당 국민소득이 3만 달러가 넘는 7개국(미국, 독일, 일본, 영국, 프랑스, 이태리, 대한민국) 즉 50-30그룹에 들 정도로 부강해졌습니다. 이에 못지않게 방탄소년단의 K팝, 한국 여성의 K뷰티, K드라마, K푸드 등이 널리 인기를 얻으면서 많은 나라 사람이 한국문화를 즐기고 있습니다.

이렇게 전 세계적으로 우리나라의 문화가 사랑을 받게 된 데에는 다른 무엇보다 어려운 국면을 슬기롭게 극복해온 우리 국민의 불굴의 정신 덕분이라 생각합니다. 특히 음식문화는 36년간의 일제강점기와 3년간의

6.25전쟁 속에서도 선조들의 지혜로 재래식 전통식품의 명맥이 끊어지지 않고 꾸준히 전수돼 내려온 결과입니다.

천정자 대표의 책을 통해 새롭게 확인한 것은 콩 발효식품의 중요성입니다. 1990년 이후 콩 식품을 좋아하는 사람일수록 암 발병률이 낮다는 사실이 알려지면서 세계적으로 콩 발효식품 수요가 폭발적으로 증가하고 있는 지금, 세계적으로 유명한 온라인쇼핑기업 아마존에서는 김치를 비롯해 라면, 만두, 김, 과자, 분유, 음료수 등과 같은 K푸드가 인기리에 판매되고 있습니다. 그중에서도 우리나라의 전통 장류식품 중 하나인 청국장이 일본 낫토 못지않게 높이 평가되며 판매되고 있는 것은 대한민국의 청국장 명인이자 ㈜장흥식품의 대표 천정자 여사의 30여 년의 노력의 결과라고 믿습니다. 더불어 천정자 대표의 청국장이 많이 팔리고 있다고 하니 동기생으로서 자랑스럽습니다.

천정자 대표는 평소 우리나라의 재래식 전통식품인 장류식품에 대해 당신이 가진 노하우를 후손에게 전해주고 싶다는 열망을 표현해 오셨습니다. 그 소망의 일부를 이 책을 통해서 조금이나마 이루시게 된 것을 진심으로 축하드리며, 재래식 전통 장류식품에 관심이 많은 분들은 물론 건강을 관리하는 모든 분에게 필독서라고 생각합니다.

KBO 총재·동반성장연구소 이사장
정운찬

추천사

서울올림픽이 개최되던 1988년 우리나라에 처음으로 미국의 햄버거 브랜드 맥도날드가 오픈했습니다. 이후 많은 사람이 패스트푸드를 비롯한 각종 인스턴트식품과 가공식품을 좋아하기 시작했고, 우리 고유의 전통식품은 자연스럽게 푸대접을 받았는데, 그중 하나가 콩 발효식품인 된장, 간장, 고추장, 청국장입니다.

하지만 세월이 흐르면서 패스트푸드와 인스턴트식품이 온갖 성인병을 유발하는 원인 중 하나로 지목되면서 그동안 다소 푸대접을 받던 콩 발효식품이 단순한 조미식품이 아닌, 건강보조식품이라는 사실이 과학적으로 입증되며 다시 주목받기 시작하였습니다. 참으로 반가운 일입니다. 그 결과, 우리나라 콩 식품의 우수성이 외국에까지 알려져 건강보조식품으로 자리매김하였고, 콩 발효식품 전체를 아우르는 서적도 가물에 콩 나듯 출판되기는 했지만, 일반인을 대상으로 한 책은 거의 없었습니다.

이런 안타까운 사정을 오래전부터 익히 알고 계시던 대한민국 청국장

명인 제1호이자 농업회사법인 ㈜장흥식품의 천정자 대표께서『콩 발효식품에 숨겨진 비밀』이라는 책을 집필하신다는 소식을 듣고 저 역시 얼마나 기뻤는지 모릅니다.

제가 미국 Nutrition Therapy Institute에서 21세기 최첨단 영양학을 공부한 후 자연 건강법 보급 활동을 하면서 느낀 점은 우리 선조들이 부르짖던 신토불이(身土不二)가 전통 장류식품이며, 진정한 자연 건강법이라는 것입니다.

독자 여러분이 이 책을 손에 들고 한 페이지씩 읽어나가면, 진흙 속에 묻혀 있던 보석이 밖으로 드러나 찬란하게 빛나는 것처럼 콩으로 만든 우리의 전통 발효식품이 그 무엇과도 비교할 수 없을 정도로 뛰어난 건강보조식품임을 이해하게 되리라 생각합니다. 또한 콩 식품에 관한 진가를 발견하여 식생활에 적용한다면 무병장수의 길로 들어설 수 있음을 확신하며 이 책을 적극 추천합니다.

홀리스틱 영양 지도사
김영진

차례

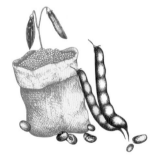

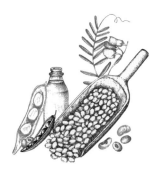

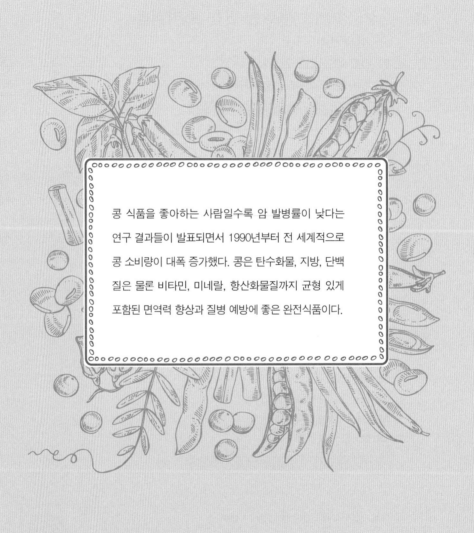

콩 식품을 좋아하는 사람일수록 암 발병률이 낮다는
연구 결과들이 발표되면서 1990년부터 전 세계적으로
콩 소비량이 대폭 증가했다. 콩은 탄수화물, 지방, 단백
질은 물론 비타민, 미네랄, 항산화물질까지 균형 있게
포함된 면역력 향상과 질병 예방에 좋은 완전식품이다.

1장

· · · · · ·

콩을 좋아해야 하는
이유

01

콩,
암 예방 1순위 식품

전 세계 대부분의 국가에서 발생하는 만성질환 중 1위를 차지하는 것은 '암'이다. 하지만 1991년부터 미국만 유일하게 심장질환이 1위, 암이 2위가 됐다. 이 놀라운 결과는 1991년 미국 국립암연구소의 항암식품 피라미드가 발표된 이후라서 더욱 시선을 끌고 있다.

우리나라 선조들이 즐겨 먹던 콩이 오늘날 항암식품 1순위에 포함된 이유는 각종 영양소가 균형 있게 포함돼 있을 뿐 아니라 항암 작용을 하는 항산화물질도 풍부하다는 증거가 현대 과학으로 밝혀졌기 때문이다.

콩은 수많은 영양학자가 완전식품이라 할 정도로 탄수화물, 지방, 단백질뿐 아니라 비타민, 미네랄, 항산화물질, 식이섬유까지 골고루 포함된, 영양학적인 면에서 어느 것 하나 부족함이 없는 뛰어난 식품이다. 이런 식품을 언제, 어디서든 값싸게 살 수 있다는 것은 하나의 축복이라 할 수 있다.

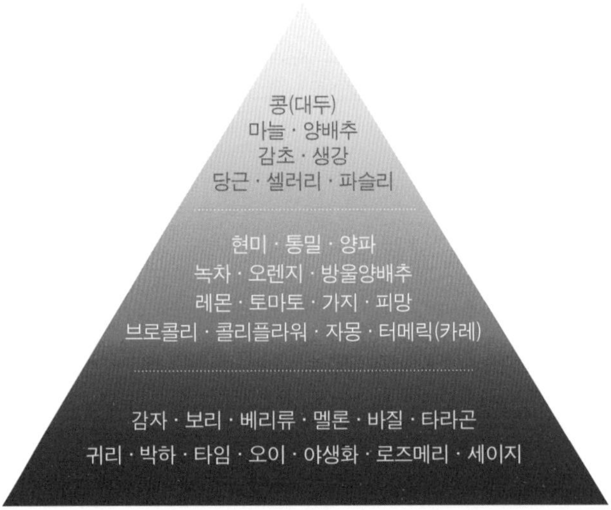

콩(대두)
마늘 · 양배추
감초 · 생강
당근 · 셀러리 · 파슬리

현미 · 통밀 · 양파
녹차 · 오렌지 · 방울양배추
레몬 · 토마토 · 가지 · 피망
브로콜리 · 콜리플라워 · 자몽 · 터메릭(카레)

감자 · 보리 · 베리류 · 멜론 · 바질 · 타라곤
귀리 · 박하 · 타임 · 오이 · 야생화 · 로즈메리 · 세이지

암 예방 식품 피라미드

암 발병을 걱정하는 사람이 위 그림에 제시된 항암식품들을 섭취한다고 해서 암에 걸리지 않는 것은 아니다. 이는 암을 미리 예방하는 차원에서 꾸준히 섭취해야 한다는 것을 알려 주는 지침인데, 콩이 1순위에 포함돼 있다는 점이 중요하다. 이와 같은 암 예방 식품 피라미드가 발표된 이후 미국에서는 콩 소비량이 증가한 반면, 우유 소비량은 감소하는 추세로 바뀌어 최근에는 전성기와 비교해 30%나 줄어들었다.

미국에서 이렇게 우유 소비량이 줄어든 데에는 학교급식 프로그램의 영향이 크다고 할 수 있다. 미국은 1955년 우유급식을 시범적으로 도입해 1975년 이후 본격적으로 실시했다. 하지만 단백질 공급원으로 우유가 좋지 않다는 사실이 밝혀지면서 1996년 학교 점심급식에서 우유 대신 콩(대두) 단백질을 100% 활용하는 법안을 마련했지만, 육류 업체의 강한 반발에 부딪혀 보류되고 말았다.

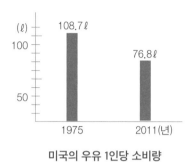

미국의 우유 1인당 소비량

출처: 효겐샤, 츠루미 다카후미 저, 최고의 식양생, 2018

반대가 있기 전 1985년 미국 워싱턴 D.C.에 설립된 '책임 있는 의료를 위한 의사회'라는 단체가 고기와 우유가 전혀 포함돼 있지 않은 식단을 발표해 콩 식품을 많이 섭취하도록 홍보했다. 그 식단은 다음과 같다.

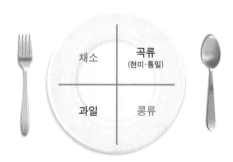

'책임 있는 의료를 위한 의사회'가 발표한 식단

'책임 있는 의료를 위한 의사회'는 미국의 저명한 인사 1만 2,000여 명과 각계각층의 지식인 15만 명의 기부금으로 운영하고 있으며, 상류층 인사들과 할리우드의 영화배우들은 이곳의 권유에 따라 식생활을 하여 대부분 날씬한 몸매를 유지하고 있는 것으로 알려져 있다.

　이러한 단체의 활동으로 '우유는 건강에 좋지 않다'는 사실이 꾸준히 밝혀지면서 1998년부터는 매스컴의 우유 광고, 병원이나 산부인과를 대상으로 분유 홍보 활동을 하지 못 하도록 법률이 개정됐다. 미국 농무부도 여러 연구 결과를 바탕으로 콩 단백질에는 영양학적 문제가 없다는 결론을 내리고 2000년 학교 점심급식에서 모든 동물성 단백질을 콩 단백질로 대체하는 것을 승인했다. 미국 농무부의 정책에 힘입어 '건강 증진에는 육류나 우유보다 콩 식품이 좋다'라는 개념이 확산된 결과, 지금은 우유 대신 콩으로 만든 두유 생산이 세계적으로 유행하고 있다. 전 세계 콩 생산량은 1990년 1억 톤, 2000년 2억 톤, 2015년 3억 2,000만 톤, 2018년에는 3억 4,000만 톤 이상으로 해마다 약 1,000만 톤 정도씩 증가했다.

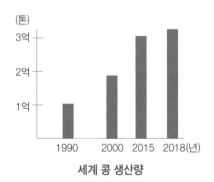

세계 콩 생산량

출처: 효겐샤, 츠루미 다카후미 저, 최고의 식양생, 2018

이처럼 콩 식품이 건강에 이롭다는 사실이 전 세계적으로 알려지자 콩을 바탕으로 하는 우리나라의 전통 장류식품인 된장, 간장, 고추장, 청국장을 즐기는 사람들이 증가하고 생산과 수출도 꾸준히 늘어나고 있다.

02

콩, 영양 만점의
완전식품

 일부 영양학계에서는 '달걀'을 완전식품이라고 주장하지만 '콩'과 비교하면 초라할 정도로 영양소가 빈약하다. 탄수화물은 약 10분의 1, 지방은 2분의 1, 단백질은 3분의 1에 불과하며 식이섬유는 완전 제로(0)이다. 또한 많은 사람이 즐기는 소고기와 닭가슴살은 더더욱 비교가 되지 않는다. 이를 표로 나타내면 다음과 같다.

▶ 콩과 육류의 영양소 비교 (단위: 100g당 함유량)

식품	탄수화물	지방	단백질	섬유질
노란 콩(대두)	32.9	14.7	36.2	25.6
달걀	3.4	7.3	12.4	—
한우 소고기(살코기)	—	14.0	18.6	—
닭가슴살	—	0.9	22.9	—
꽁치	0.4	4.7	22.7	—

출처: 농촌진흥청, 국가표준식품성분표 제9개정판, 2016

육류 식품을 콩과 비교했을 때 가장 큰 단점은 '식이섬유 부족'이다. 육류 식품을 과다 섭취했을 때 발생하는 냄새, 즉 대변을 볼 때 코를 움켜쥐게 하는 암모니아가 발생해도 이를 흡수·배출해줄 식이섬유가 전혀 없기 때문에 변비를 비롯한 만성질환을 일으킨다.

앞 페이지의 표에서 알 수 있듯이 콩은 각종 필수 영양소가 알맞은 비율로 골고루 포함돼 있어 우리의 건강에 전혀 문제를 일으키지 않는 영양 만점의 완전식품이다. '같은 값이면 다홍치마'라는 말처럼 건강에 전혀 문제를 일으키지 않는 콩 식품을 섭취하는 것이야말로 현명한 선택이라 할 수 있다.

적정량의 탄수화물, 당뇨병 예방

쌀, 밀가루와 같은 곡류로 조리한 식품에는 탄수화물이 75~80% 정도 포함돼 있기 때문에 췌장에 문제가 있는 사람이 섭취하면 식후 혈당 수치가 급격히 올라간다. 이러한 현상이 10~15년 이상 지속되면 당뇨병으로 진행되기 마련이다.

하지만 콩이나 고구마처럼 탄수화물이 30% 정도 포함된 식품은 다량 섭취해도 혈당 수치가 많이 올라가지 않기 때문에 당뇨병으로 진행되지 않는다. 최신 영양학에서 당뇨병을 예방·개선하기 위해서는 '발아현미+잡곡(30%), 고구마(20%), 콩(50%)'으로 밥을 지어 먹을 것을 권장하고 있는 것은 바로 이 때문이다.

더욱이 콩에는 올리고당이 다량 포함돼 있는데 뜨거운 열과 강력한 산성 환경에도 강한 것이 특징이다. 올리고당은 탄수화물의 일종으로, 포도당이나 과당(果糖)이 2~20개 정도 결합한 물질이다. 대장에서 유익균인 유산균과 비피두스균의 먹이가 돼 새로운 영양소가 합성될 뿐 아니라 대장의 꿈틀운동에 필요한 에너지를 공급한다. 또한 발암성 물질과 악취가 나는 물질을 생성하는 유해균의 활동을 억제해 변비 해소는 물론, 면역력 향상 및 고지혈증과 대장암을 예방하는 역할을 한다.

질 좋은 지방,
세포막 형성과 면역력 향상

인체는 약 100조 개의 세포로 형성돼 있다. 신체의 기본 단위인 세포를 둘러싸고 있는 세포막은 콜레스테롤 5%, 비타민 E 5%, 단백질 20%, 인지질(燐脂質) 즉 지방이 70%로 구성돼 있다. 신진대사에 따라 새로운 세포로 교체될 때 좋은 지방을 공급하면 건강한 세포가 생성되지만 나쁜 지방을 공급하면 쇠약한 세포가 생성된다.[1]

콩에는 몸에 이로운 불포화지방산이 85% 포함돼 있는데 오메가6 계열 54%, 오메가9 계열이 24%, 오메가3 계열이 7%이고 나머지 15%는 포화지방산이 차지하고 있다. 불포화지방산인 오메가3와 6는 필수지방산으로, 반

---

1 최신 영양학에서는 인체의 세포를 60조 개가 아닌 100조 개로 인정하고 있다.

드시 음식으로만 섭취해야 하는 매우 소중한 기름이다.

식물성 지방은 동물성 지방과 달리, 각종 비타민과 미네랄이 풍부하게 포함돼 있기 때문에 새로운 세포와 오래된 세포가 교체될 때 튼튼한 세포가 생성되도록 하는 데 도움을 준다. 우리의 건강을 책임지는 양질의 식물성 지방이 가장 많이 포함돼 있는 식품은 콩뿐이다.

콩 단백질, 밭의 소고기

21세기 최신 영양학에서는 가능하면 동물성 단백질 대신 콩 단백질 섭취를 권장하고 있다. 그 이유는 식이섬유가 전혀 없는 동물성 단백질인 고기, 특히 성장 촉진 호르몬제와 항생물질을 투여한 가축의 고기를 과다 섭취할 경우 다양한 문제가 발생하기 때문인데, 그중 몇 가지만 소개하면 다음과 같다.

- 콜레스테롤 과다 섭취
- 독성물질인 암모니아 발생
- 유산균과 비피두스균 박멸
- 식이섬유 부족으로 변비 발생
- 적혈구끼리 달라붙어 혈액순환 방해

콩에는 식이섬유, 비타민, 미네랄이 풍부하기 때문에 이와 같은 현상이 발생하지 않는다. 따라서 질 좋은 단백질 공급원이 될 수 있다. 실제로 한우 소고기(살코기) 100g에는 단백질이 18~20g 포함돼 있지만, 콩에는 36~40g 즉 2배나 포함돼 있어 '밭의 소고기'라 불리기도 한다.

또한 콩에는 필수 아미노산 9종류가 모두 포함돼 있으므로 동물성 단백질을 섭취하지 않아도 필수 아미노산을 모두 섭취할 수 있는, 뛰어난 단백질 공급원이다.

그래서 요즘은 일부 식품회사가 콩에서 인체에 필요한 영양소만을 뽑아내어 고기와 같은 식감을 느낄 수 있도록 만든 '분리대두단백질(分離大豆蛋白質)'이 있다. 외국에서 분리대두단백질은 콩에서 채취한 고기 대용품 이미지의 '식물성 단백질(Textured Vegetable Protein)'로도 알려져 있다.

풍부한 식이섬유, 항암제 역할

콩은 특히 식이섬유가 많아 우리 건강에 매우 이롭다. 대부분의 사람은 '식이섬유는 많이 먹을수록 대변 배출에 좋은 것' 정도로만 알고 있다. 식이섬유는 동물성 식품에는 전혀 포함돼 있지 않고 식물성 식품에만 포함돼 있으며, 그 중요성이 밝혀지면서 일부 나라에서 탄수화물, 지방, 단백질, 비타민, 미네랄에 이어 여섯 번째 영양소로 자리매김할 정도로 매우 귀중한 영양소이다. 식이섬유가 위장과 소장에서 소화되지 않고 대장으로 직행하면 매우 유익한 역할을 하는데, 이를 간단히 정리하면 다음과 같다.

· 비타민 B군과 K가 생성된다

비타민 B군은 B_1, B_2, B_3, B_5, B_6, B_7, B_9, B_{12}를 가리키며, 장 속에 사는 유산균과 비피두스균에게 콩과 같이 식이섬유가 풍부한 음식을 공급하면 자체적으로 생성되므로 비타민 B · K 영양제를 별도로 먹을 필요가 없다. 인공적으로 합성한 비타민을 장기적으로 섭취하면 부작용이 나타나지만, 장 속에서 생성된 천연 비타민은 전혀 부작용 없이 면역력을 향상시켜 암을 예방하는 역할을 한다.

· 단쇄지방산이 생성된다

대장에서 유산균, 비피두스균과 같은 유익균이 식이섬유를 먹고 생성한 '단쇄지방산(短鎖脂肪酸, 짧은사슬지방산)'[2]에는 초산(酢酸), 프로피온산(Propionic acid), 낙산(酪酸), 이소길초산(Iso吉酢酸) 등이 있는데, 식이섬유가 풍부한 발효식품인 된장·고추장·청국장을 많이 먹으면 장 속에서 자체적으로 생성된다. 짧은사슬지방산은 끈적끈적한 물체이므로 이들이 부족하면 위장·소장·대장의 표면을 보호하는 점액과 눈물·콧물·침이 생성되지 않아 많은 문제를 일으킨다.

---

2 '단쇄지방산'은 일본식 표현으로, 오늘날 대학의 영양학과에서는 '짧은사슬지방산'으로 많이 사용한다.

이처럼 우리 건강에 매우 소중한 물질의 주요 작용을 정리하면 다음과 같다.

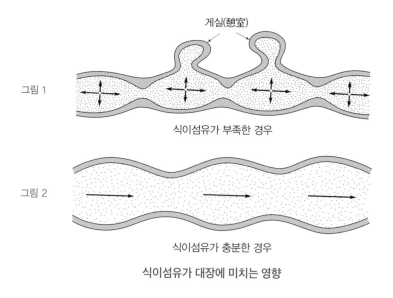

식이섬유가 대장에 미치는 영향

• 대장 점막의 원료가 된다

요즘은 대장염이나 궤양성대장염으로 고생하는 사람이 의외로 많다. 이러한 질병의 원인은 대부분 식이섬유 섭취 부족으로 짧은사슬지방산이 생성되지 않아 대장을 보호하는 점막이 제대로 형성되지 않은 데 있다. 이 때문에 대장염 외에도 대장암, 게실(憩室), 용종, 맹장염, 치질 등의 질환이 발생한다. 노폐물을 쓸어내는 빗자루 역할을 하는 식이섬유가 풍부한 콩 식품을 섭취하면 그림 1처럼 대장에서 발생하는 각종 질환도 그림 2처럼 예방하는데 도움이 된다.

• 대장의 꿈틀운동을 촉진한다

채소반찬을 등한시하고 동물성 고기만 다량 먹으면 대변이 제대로 형성되지 않아 변비로 고생하는 경우가 많다. 그 이유는 식이섬유 부족으로 대장에 꿈틀운동이 발생하지 않아 대변이 정체되기 때문이다. 그림 2처럼 대변이 빨리 통과하도록 작용하는 대장의 꿈틀운동도 충분한 에너지가 있어야 가능한데, 이때 필요한 에너지의 70%는 식이섬유로 생성된 짧은사슬지방산이다.

• 눈물, 침, 콧물의 재료가 된다

식이섬유 부족으로 발생하는 또 다른 현상에는 눈물이 분비되지 않는 안구건조증, 침이 부족한 입안의 건조증, 콧물 부족 등이 있다. 눈물·침·콧물 부족은 눈으로 확인할 수 있는 현상이지만, 눈에 보이지 않는 위장·십이지장·소장·대장의 표면과 기관지 등에 점액이 부족하면 각종 질병이 쉽게 발생한다. 이러한 질병을 예방하기 위해서는 무엇보다 식이섬유가 풍부한 콩 식품을 섭취해 짧은사슬지방산이 많이 생성되도록 해야 한다.

• 비만을 예방한다

지방을 저장하는 지방세포에는 짧은사슬지방산에 반응하는 센서(수용체)가 있다. 이 센서가 작동하면 지방세포가 영양 흡수를 중단한다. 또한 교감신경에 짧은사슬지방산이 작용하면 체온이 올라가므로 활용하고 남은 여분의 영양소를 연소해 소모하는 쪽으로 작용한다.

이처럼 짧은사슬지방산은 지방세포에 지방이 축적되는 것을 억제하고 영양소 소모를 촉진하는 역할을 해 비만을 예방한다. 그러므로 짧은사슬지방산을 생성하는 유산균과 비피두스균이 좋아하는 식이섬유를 많이 섭취해야 날씬한 몸매를 유지할 수 있다.

풍부한 미네랄, 건강의 파수꾼

비타민은 몸속에서 윤활유 역할이 끝나면 소멸되지만, 미네랄은 신체의 4%를 차지할 정도로 뼈대를 구성하는 재료가 된다. 따라서 미네랄이 부족하면 골다공증을 비롯해 빈혈, 고혈압, 당뇨, 식욕부진, 피로, 근육경련은 물론, 사물에 대한 무관심, 정서불안, ADHD(주의력결핍 과잉행동장애), 난폭한 성격, 면역력의 약화 등 온갖 질병을 유발하는 원인이 된다.

이처럼 미네랄은 매우 소중한 영양소인데도, 오늘날의 식생활은 비타민과 미네랄이 대부분 제거된 인스턴트식품 · 패스트푸드와 같은 가공식품, 칼슘과 마그네슘을 대량으로 빼앗아 가는 동물성 단백질 위주로 바뀌었기 때문에 미네랄 부족이 더더욱 심각해지고 있다. 이럴 때일수록 미네랄이 풍부한 콩 식품을 반드시 섭취해야 한다.

▶ 콩과 육류의 영양소 비교　　　　　　　　　　　　　　　　　　(단위: 100g당/mg)

식품	칼슘	마그네슘	철분
노란 콩(대두)	260	256	6.6
달걀	52	11	1.8
한우 소고기(살코기)	5	17	2.2
닭가슴살	4	32	0.2
꽁치	42	—	1.7

출처: 농촌진흥청, 국가표준식품성분표 제9개정판, 2016

위 표에서 알 수 있듯이 동물성 식품에는 칼슘, 마그네슘, 철분과 같은 미네랄이 매우 적은 반면, 콩은 100g만 섭취해도 마그네슘과 철분이 하루 필요량만큼, 칼슘은 필요량의 30% 이상 포함돼 있어 영양학적으로 매우 뛰어난 식품이라는 것을 알 수 있다.[3]

---

3 성인 남녀의 미네랄 하루 필요량은 칼슘 700~800mg, 마그네슘 270~370mg, 철분 7~10mg 정도이다.

03

콩의 항산화물질이
건강에 미치는 영향

　'식물성 식품에 포함된 항산화물질은 암 예방 티켓'이라고 한다. 암 예방에
탁월한 역할을 하는 황산화물질이 본격적으로 알려진 것은 불과 20~30년
전이다. 콩의 항산화물질은 비타민과 미네랄 못지않게 암을 비롯한 각종 질
병을 예방하는 역할을 한다. 콩에는 다양한 항산화물질이 포함돼 있는데, 그
중에서 주요한 몇 가지만 정리하면 다음과 같다.

사포닌 -
고지혈증과 비만 예방

　　　　　　콩을 삶으면 거품이 생기는데, 이것이 바로 '사포
닌' 성분이다. 콩에 포함된 사포닌은 다른 식품에 포함된 것과 달리, 적혈구

를 녹이지 않으므로 안심하고 많이 섭취해도 되는 성분이다. 사포닌에 대해 언급하자면 두꺼운 백과사전으로도 부족하지만, 이를 간단히 정리하면 다음과 같다.

• 고지혈증 예방

사포닌은 물과 기름을 혼합시키는 비누 역할을 하여 혈액 속에 많이 존재하는 콜레스테롤을 혈액과 함께 간으로 운반한다. 간으로 운반된 콜레스테롤은 지방을 소화시키는 담즙산의 재료가 되므로 자연히 콜레스테롤 수치가 감소한다. 또한 콩에 많이 포함된 식이섬유는 대장에서 자신의 역할을 끝낸 담즙산을 흡착해 대변과 함께 배출돼 콜레스테롤 수치의 감소로 이어지고 대장암과 동맥경화를 예방하는 역할까지 한다.

• 항산화 작용으로 비만 예방

사포닌은 몸으로 흡수된 지방, 즉 오메가3·6·9 계열의 지방이 활성산소로 산화되지 않도록 보호하는 역할을 해 동맥경화를 예방한다. 또한 지방세포에 지방이 축적되는 것을 억제하고 지방을 연소하는 데도 많은 도움을 주어 비만을 예방하는 역할을 한다.

실제로 산화가 잘되는 식용유 1g에 콩 사포닌 1mg을 첨가해 가열하면 식용유가 거의 산화되지 않는다는 실험 결과도 있다. 이처럼 우리 인체에서 콩 식품은 간세포를 활성화해 간을 보호하는 역할도 한다.

레시틴 -
질병 예방의 파수꾼

       콩 식품에 많이 포함된 '레시틴'에는 콜린 성분이 약 13% 포함돼 있다. 이는 세포를 둘러싸고 있는 세포막을 구성하는 물질 중 하나로, 없어서는 안 되는 매우 중요한 물질이다. 콜린 성분이 부족하면 세포막이 제기능을 발휘하지 못하고 혈관에 콜레스테롤이 달라붙게 돼 동맥경화로 이어진다. 구체적인 기능은 다음과 같다.

• 동맥경화와 고혈압 예방

  콩에 많이 포함된 레시틴도 앞서 언급한 사포닌처럼 물과 기름을 혼합시키는 비누 역할을 하는데, 혈액에 포함된 콜레스테롤을 간으로 운반해 혈중 콜레스테롤 수치를 낮추기도 한다. 하지만 이보다 더욱 중요한 역할은 이미 혈관에 달라붙은 콜레스테롤을 녹여 동맥경화와 고혈압을 예방하는 것이다. 따라서 동맥경화와 고혈압 예방에 콩보다 좋은 식품은 없다고 해도 과언이 아니다.

• 지방간 예방

  '지방간'은 간에 지방이 쌓인 상태를 가리키는 말인데, 레시틴은 세포를 둘러싸고 있는 세포막을 활성화하여 간세포를 정상화되게 하는 기능이 있다. 간에 지방이 쌓이는 것을 억제하고 지방 대사를 활성화해 지방간이 되지 않도록 보호하는 역할을 한다.

• 알츠하이머 치매 예방

뇌의 부피가 수축하는 알츠하이머 치매가 발생하는 데는 다양한 원인이 있지만, 뇌신경전달물질인 '아세틸콜린'의 분비량이 줄어드는 것도 한몫한다. 뇌신경전달물질이 제대로 분비되지 않으면 뇌신경세포가 정상적인 기능을 하지 못하므로 기억력이 서서히 감퇴해 치매를 일으킨다. 하지만 콩 식품에 많이 포함된 레시틴은 뇌신경세포를 보호하고 신경전달물질의 재료가 되므로 알츠하이머 치매 예방과 개선에 많을 도움을 준다.

• 피부미용 효과

비누 역할을 하는 레시틴의 역할로 혈액 속 콜레스테롤 수치가 줄어들어 혈액순환이 잘되고 산소를 비롯한 각종 영양소가 전신의 피부세포까지 원활하게 공급되므로 매끈한 피부를 유지할 수 있다. 더욱이 레시틴은 기름에 잘 녹는 성질의 지용성 비타민 A, D, E, K가 잘 흡수되게 하는 성질이 있어 피부를 더욱 촉촉하게 유지하는 효과가 있다.

이소플라본 –
호르몬계 암 예방

콩에는 12종류의 '이소플라본'이 포함돼 있다. 그중 일부는 화학 구조가 여성호르몬인 '에스트로겐'과 쌍둥이 얼굴처럼 닮아 있어 여성들의 갱년기 장애를 완화하거나 유방암·자궁암과 같은 암을 억제하는 효과가 있는 것으로 밝혀졌다.

▶ 콩·장류 식품에 포함된 이소플라본 (단위: 100g당/mg)

식품	함유량(mg)	평균값(mg)
대두(메주콩)	161.4~352.0	247.8
된장	19.6~92.6	59.1
간장	0.7~1.4	1.0

출처: 일본 후생과학연구, 생활안전종합연구사업, 1998

　여성에게 발생하는 유방암·자궁암·난소암, 남성에게 발생하는 전립선암, 흡연을 하지 않아도 발생하는 폐암과 같은 호르몬 계통의 암은 잘못된 식생활로 여성호르몬이 과잉 분비되면서 발생한다. 특히 성장촉진 호르몬제(여성호르몬제)를 투여한 가축의 고기를 과다 섭취한 사람들에게 공통으로 나타나는 질환이다. 하지만 콩 식품을 즐기는 사람에게는 이러한 호르몬 계통의 질병이 좀처럼 발생하지 않는다.

　콩의 배아(胚芽)에 많이 포함된 이소플라본은 여성호르몬이 과잉으로 분비되면 적게 분비되게 하고, 너무 적게 분비되면 많이 분비되게 조절하면서 암 발생을 억제하는 역할을 한다. 또한 폐경기 전후의 여성호르몬 불균형을 조절할 뿐 아니라 다음과 같은 작용도 한다.

• 항산화 작용
• 고지혈증 개선

- 갱년기 증상 개선
- 피부 잔주름 예방
- 뇌경색·심근경색 예방
- 동맥경화·고혈압 예방

　이소플라본의 골다공증 예방, 심혈관질환 예방, 갱년기증상 완화 등에 대한 적정 권장량은 (현재까지의 연구 결과로는) 하루 45~80mg이므로 조금만 신경 써서 콩 식품을 섭취하면 이를 충분히 충족시킬 수 있다. 특히 어릴 때부터 콩 식품을 많이 섭취한 여성은 호르몬 계통의 암 발생 확률이 매우 낮다는 것이 수많은 학자의 논문으로 밝혀졌으므로 어릴 때부터 콩밥을 먹는 것이야말로 현명한 식생활이라 할 수 있다.

아스파라긴산 - 해독 작용

　　　　　알코올을 즐기는 사람에게 가장 인기 있는 음식은 '콩나물국'이다. 콩나물에는 알코올 해독작용을 하는 물질인 '아스파라긴산'이 다량 포함돼 있으며 '아스파라거스'에 다량 존재하기 때문에 아스파라긴산으로 이름 지어진 물질이다. 하지만 역설적이게도 아스파라긴산은 콩류에 더 많이 포함돼 있다.

▶ 식품에 포함된 아스파라긴산 (단위: 100g당/mg)

식품	함유량	식품	함유량
잠두콩	1,100	시금치	210
검은 콩나물	890	양배추	120
아스파라거스	430	양파	71

출처: Ten Speed Press, Margaret M. Wittenberg 저, Food Pocket

동물성 단백질을 과다 섭취하면 화장실에서 코를 움켜쥐게 하는 냄새인 암모니아가 발생하고 이것이 우리 몸에 흡수돼 뇌신경세포를 파괴, 치매를 유발한다. 또한 세포 속에서 에너지를 만들어내는 발전소인 미토콘드리아의 기능을 망가뜨리기도 한다.

아스파라긴산은 이처럼 독성이 강한 암모니아를 배출하는 역할을 하고 중추신경과 뇌신경세포를 보호해 치매를 예방하는 역할을 한다. 이외의 역할은 다음과 같다.

- 피로 회복 역할
- 컨디션을 좋게 하는 역할
- 암모니아를 해독하는 역할
- 피부미용을 좋게 하는 역할

아스파라긴산은 몸속에서 합성되는 비필수 아미노산으로, 신체의 컨디션 조절, 피로회복, 피부미용, 해독작용 등에 효과가 있지만 노년이 될수록 합성률이 떨어지므로 콩 식품을 많이 섭취해 보충하는 것이 좋다.

안토시안

600여 종류의 안토시안(Anthocyan)은 항산화물질 중 가장 많이 알려진 물질이다. 검정콩, 포도, 블루베리, 자색 양배추, 검은깨, 가지, 방울양배추, 프룬(서양자두), 차조기와 같은 검은색·푸른색·보라색 계통의 식물성 식품에 포함돼 있으며, 주로 껍질에 많이 존재한다.

'안토시안'은 열에 손상되지 않는 물질로, 인체가 활성산소의 영향을 받지 않도록 세포막을 보호하는 역할을 해 눈의 피로를 없애고, 눈의 초점 조절, 눈의 망막 보호 등으로 시력 향상에 도움이 된다. 특히 검은콩에 포함된 안토시안은 각종 염증과 피부의 짓무름을 가라앉히는 역할을 하며, 모세혈관을 튼튼하게 해 고혈압과 동맥경화 예방에도 탁월한 효능이 있다.

또한 안토시안은 항산화물질 중에서 가장 빨리 효과가 나타나는 것으로 알려져 있으므로 식사 때마다 콩된장이나 청국장을 챙겨 먹는 것도 지혜로운 방법이다.

칼럼 콩밥, 아직도 교도소를 상징하는가?

많은 사람에게 "단백질하면 무엇이 생각나세요?"라고 질문하면 대부분은 고기반찬을 연상한다. 인체에 필요한 3대 필수 영양소는 탄수화물·지방·단백질로, 수분을 제외한 신체의 70% 정도가 단백질이다. 따라서 단백질이 부족하면 신체가 형성되기 어렵고 면역력과도 깊은 관계가 있기 때문에 질병 없는 건강한 삶을 생각조차 할 수 없다.

이처럼 소중한 단백질이 콩에 많이 포함돼 있는데도 인기가 없는 이유는 무엇일까? 우리는 흔히 불법을 저지르려는 사람에게 경각심을 주기 위해 "교도소 생활하고 싶어?"라는 말 대신 "콩밥 좀 먹고 싶어?"하고 에둘러 표현한다. 콩밥이 감옥을 상징하게 된 직접적인 원인이 된 것은 교도소에서 수십 년 동안 재소자에게 콩밥을 먹였기 때문이다.

1921년 동아일보에는 식량난으로 배고픔을 참지 못한 사람이 "콩밥이라도 먹게 해 달라"며 고의로 범죄를 저질러 감옥으로 보내 달라는 절도범 기사가 실려 있으며, 1928년에는 "남편이 감옥에서 콩밥을 먹고 있는데 나는 집에서 다른 밥을 먹을 수 없다"라고 말하는 한 부인의 애틋한 사연도 실려 있다.

교도소에서의 콩밥은 일제 강점기에 재소자들의 단백질 공급을 위해 시작됐는데 국가기록원의 〈일제 문서 해제집(행형편)〉에는 재소자들이 하급미 10%, 콩 40%, 좁쌀 50%로 이뤄진 밥을 먹었다고 수록돼 있다. 1957년에 개정된 교도소 재소자 식사 규정에도 쌀 30%, 보리 50%, 콩 20%의 잡곡밥을 제공하게 돼 있었는데, 1986년 이후 콩을 제외한 쌀과 보리로 된 잡곡밥을 주도록 규정이 변경되면서 교도소에서의 콩밥이 사라졌다.

교도소 생활을 상징하는 콩밥이 다시 인기를 끌게 된 것은 1985년 미국에 설립된 '책임 있는 의료를 위한 의사회'의 권고 덕분이다. 이 단체가 권장하는 식단은 채소와 과일이 각각 25%, 통밀이나 현미가 25%, 콩이 25%이다. 이러한 식생활로 비만, 당뇨, 심장질환, 치매와 같은 각종 성인병의 예방과 개선이 뚜렷하게 나타나자 미국의 상류층 인사와 할리우드 배우들은 이 단체의 권고에 따라 식생활을 개선해 날씬한 몸매를 유지하고 있다.

21세기 최첨단 영양학에 근거해 사랑하는 가족이 맛있게 지어주는 콩밥은 소고기나 돼지고기와 비교되지 않을 정도로 우수한 단백질 공급원으로, 우리의 건강을 책임질 뿐 아니라 각종 성인병 예방하는 역할도 하는 우수한 식품이라고 할 수 있다.

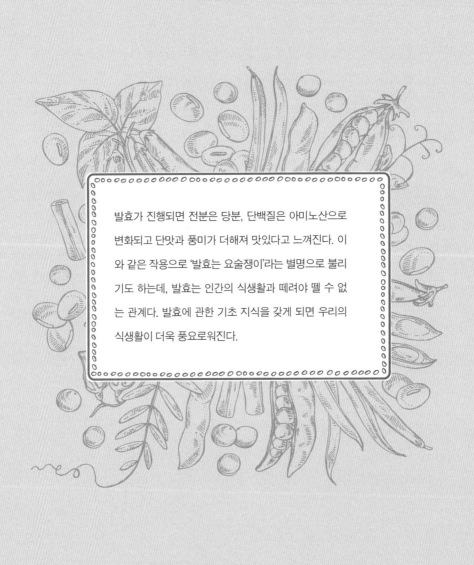

발효가 진행되면 전분은 당분, 단백질은 아미노산으로 변화되고 단맛과 풍미가 더해져 맛있다고 느껴진다. 이와 같은 작용으로 '발효는 요술쟁이'라는 별명으로 불리기도 하는데, 발효는 인간의 식생활과 떼려야 뗄 수 없는 관계다. 발효에 관한 기초 지식을 갖게 되면 우리의 식생활이 더욱 풍요로워진다.

2장

· · · · · · ·

세균이 만들어낸 결과물,
발효식품

01

발효란
무엇인가?

우리 주변의 모든 사물은 미생물의 힘으로 존재한다고 해도 과언이 아니다. 공기·물·땅속은 물론, 인체의 피부·눈·코·입·위장·소장·대장·항문에 이르기까지 어디에나 존재하는 유익한 세균은 인간의 삶을 풍요롭게 하는 고마운 존재들이다. 이러한 미생물이 인간이 섭취하는 식품과 만나면 자신의 환경에 맞게 발효 또는 부패시키는 역할을 한다.

발효식품은 세계 어느 나라에서든 쉽게 접할 수 있고 인간이 섭취하는 식품의 30% 이상을 차지할 정도로 매우 다양하다. 발효식품 대부분은 발효로 원래의 식품 속에 포함된 독성물질이나 냄새가 분해돼 사라지거나 줄어들기 때문에 인간에게 우수한 먹거리가 될 뿐 아니라 새로운 영양소가 생성돼 각종 성인병 예방과 개선에도 많은 도움을 주고 있다.

그럼 '발효'란 무엇일까? 발효는 미생물이 자신의 '효소(酵素)'로 다양한 유기물을 분해하거나 더욱 작은 분자로 변화시켜 특유의 최종 물질을 만들어내는 현상을 말한다. 예를 들어 '효모(酵母)'가 탄수화물에 작용해 알코올과 이산화탄소를 만들어내는 것을 '알코올발효', '유산균(乳酸菌)'이 탄수화물을 분해해 유산(乳酸)을 만들어내는 것을 '유산발효'라고 한다.

발효에는 산소가 없어도 되는 무산소발효(無酸素醱酵, 혐기성발효), 산소가 반드시 있어야 하는 산화발효(酸化醱酵, 호기성발효)가 있다. '무산소발효'에는 효모의 알코올발효, 유산균의 유산발효, 낙산균의 낙산발효가 있고, '산화발효'에는 초산균의 초산발효, 검정곰팡이의 구연산발효 등이 있다. 이러한 발효를 이용해 된장, 간장, 고추장, 청국장, 식초, 알코올음료, 빵, 치즈, 요구르트 등을 생산한다.

이와 같은 발효식품 덕분에 인류의 식생활은 더욱 풍요로워졌다고 할 수 있지만, 한 걸음 더 깊숙이 들어가 보면 사실은 세균과 곰팡이의 작용이라 할 수 있다.

대부분의 사람은 '세균'과 '곰팡이'라는 말을 들으면 음식물의 부패, 지독한 냄새, 식중독, 알레르기와 같은 나쁜 이미지를 떠올린다. 하지만 모든 발효식품은 세균과 곰팡이라는 미생물의 작용으로 생긴 결과물이다.

맛있는 발효식품을 만들어서 인간에게 선물하는 미생물을 생물학적으로 크게 3종류 즉 곰팡이, 세균, 효모로 분류한다. 첫째는 곰팡이 계통의 국균(麴菌)·흰곰팡이·검정곰팡이·푸른곰팡이·노란곰팡이, 둘째는 세균 계통의 유산균·초산균·청국장균(낫토균), 셋째는 효모균 계통의 빵효모·맥주효모·청주효모 등이 있다. 이들 중 발효식품과 밀접한 관련이 있는 몇 가지만 간단히 정리하면 다음과 같다.

국균

　　　　　　'국균'을 다른 말로는 '누룩곰팡이'라 하며, 이는 우리나라의 전통 발효식품을 만들어내는 데 일조하는 미생물이다. 쌀이나 콩을 뜨거운 열로 익혀 발효식품을 만들 때 작용하는 곰팡이의 일종으로, 쌀을 원료로 한 미국균(米麴菌), 메주콩(대두)을 원료로 한 대두국균(大豆麴菌), 보리를 원료로 한 맥국균(麥麴菌) 등이 있다.

　이러한 국균들이 발효 과정에서 달콤한 성분, 향긋한 냄새, 맛있는 아미노산 등을 새롭게 만들어내기 때문에 국균으로 발효된 식품에서는 달콤한 맛, 독특한 향기, 감칠맛이 난다. 우리나라의 전통 식품인 막걸리, 된장, 간장, 고추장, 청국장, 식초에 각각 독특한 맛·향·감칠맛이 있는 것은 바로 이 때문이다.

효모균

　　　　　　효모균(酵母菌, 효모)은 자연계에 존재하는 균으로, 채소나 과일의 표면·공기·흙 속 등 어디에나 존재하며 주로 전분(포도당)을 알코올과 탄산가스로 분해하는 역할을 한다. 효모균은 포도당을 이용해 알코올을 만들어내므로 용도에 따라 빵효모·맥주효모·와인효모·청주효모

등으로 분류하지만 간장·된장의 발효에도 활용된다. 빵을 만들 때 부풀어
오르는 것은 효모균 작용으로 발생한 이산화탄소가 열로 팽창한 것이며, 술
냄새가 나는 것은 알코올발효 때문이다.

유산균

동물의 젖으로 만든 발효식품도 유산균(乳酸菌, 젖산
균)이 만들어낸 것으로, 유산균은 크게 동물의 젖에 존재하는 동물성 유산균
과 식물의 잎에 존재하는 식물성 유산균으로 나뉜다. 식품 속의 유산균은 포
도당이나 젖당을 분해해 유산을 만들어낸다. 유제품인 치즈나 요구르트는
물론 김치·간장·된장에도 포함돼 있으며, 현재까지 밝혀진 유산균의 종류
는 400여 가지다.

청국장균

청국장균(낫토균)은 볏짚, 낙엽, 고초(枯草, 마른 풀)
등의 자연계에 존재하는 고초균(枯草菌)의 일종으로, 특히 볏짚에 사는 고초
균을 가리킨다. 삶은 메주콩에 청국장균을 접종해 발효시키면 단백질을 분
해하여 아미노산과 새로운 비타민을 생성하거나 실처럼 길게 늘어나는 끈적
끈적한 물질을 만들어낸다.[4]

---

4 우리나라의 '청국장균'과 일본의 '낫토균'은 서로 다른 균으로, 6장에서 자세히 설명한다.

초산균

초산균(酢酸菌)은 알코올을 초산(酢酸)으로 바꾸는 미생물로, 술에 포함된 에틸알코올을 산화(酸化)시켜 초산으로 바꾸는 역할을 한다. 흔히 식초는 수증기로 찐 쌀에 국균을 접종해 '전국'을 만들고 여기에 초산균을 첨가해 만든다. 원료가 사과라면 사과식초, 현미라면 현미식초, 와인이라면 와인식초가 되는 것이다.

앞서 언급한 미생물들은 각각 단독으로 작용하지 않고 다른 미생물과 함께 된장, 간장, 고추장, 청국장과 같은 조미식품을 만들어내 우리의 식탁을 더욱 풍요롭게 해 주는 고마운 존재들이다.

02

발효 과정
들여다보기

'발효'는 '미생물의 화학 반응'이라고도 한다. 발효 과정을 알아두면 된장·간장·고추장·청국장의 발효를 이해하는 데 많은 도움이 된다.

발효는 매우 복잡한 과정을 거쳐 이뤄진다. 발효의 작용 원리는 식품의 종류에 따라 다르지만, 기본적으로는 두 가지 반응이 동시에 진행된다고 할 수 있다. 그 이유는 대부분의 식품에는 탄수화물과 단백질이 함께 포함돼 있기 때문이다. 즉, 탄수화물과 단백질은 수백~수만 개의 기본 단위가 결합한 고분자(高分子)이다.

발효가 진행되기 위해서는 큰 돌멩이처럼 뭉친 물질이 바둑돌처럼 낱개로 분리돼야 하는데 미생물이 이러한 고분자 상태의 커다란 물질을 짧은 시간 안에 낱개로 분해하는 작업, 즉 발효한다는 것은 대단한 작업이다. 발효 과정에서 더욱 세분화된 영양소는 인간이 소화·흡수하기 쉬운 상태로 바뀔

뿐 아니라 음식의 감칠맛을 풍부하게 해 준다. 이러한 발효 과정을 이해하기 쉽게 설명하면 다음과 같다.

❶ 먼저 커다란 덩어리를 절단해 낱개 단위로 만든다.
❷ 이어서 낱개 단위로 된 분자를 더욱 작은 단위로 분해한다.

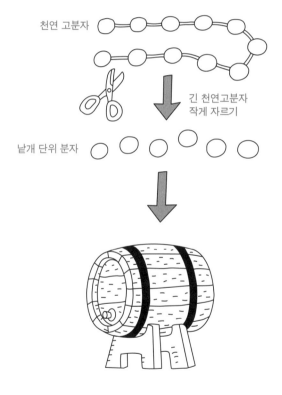

천연 고분자

긴 천연고분자
작게 자르기

낱개 단위 분자

발효 및 숙성 과정

간장 발효도 이와 똑같은 과정을 거친다. 즉, 국균·세균·효모가 협력해 발효를 진행한다. 전통 재래식 간장은 대개 메주를 소금물에 담근 지 60일이 지나야 건져 낸다. 염분이 포함된 결과물에는 당분이 적고 수소이온농도(pH농도)가 중성에 가깝기 때문에 먼저 유산균이 작용해 유산이라는 산성 물질을 만들어 낸 후 pH 농도를 낮춰 액체를 산성으로 만든다.

잡균은 산성 환경에서 번식되지 않기 때문에 부패가 발생하지 않는다. 따라서 내용물의 분해가 진행되기 시작하면서 효모 발효에 적합한 pH 농도가 낮은 산성 환경을 조성한다. 그러면 이번에는 효모가 왕성하게 활동을 시작하는 것이다.

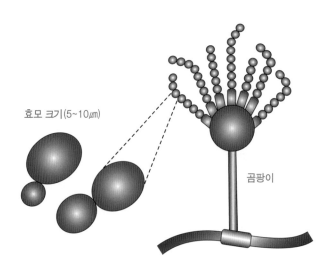

효모 크기(5~10㎛)

곰팡이

곰팡이와 효모의 크기 비교

효모는 산소를 매우 좋아하기 때문에 산소를 받아들여 다음 작업을 진행한다. 효모 발효가 어느 정도 진행될 즈음에는 알코올이 존재하기 때문에 비록 잡균이 들어와도 번식할 수 없다. 따라서 시간이 지나면서 뭉쳐 있던 단백질이 낱개로 분해되고 더욱 세분화돼 숙성이 진행되면서 색깔이 짙어지기 시작한다.

이처럼 발효 도중에는 여러 가지 화학 반응이 동시에 진행돼 원재료와는 전혀 다른 물질로 변화된다. 그 결과, 맛, 향기, 색깔, 질감, 식감 등이 향상돼 전혀 다른 식품이 되는 것이다. 이러한 반응은 다양한 미생물의 협동으로 진행되는데, 미생물들의 비율, 발효 물질의 농도, 주변 환경의 온도 등에 따라 미묘한 차이가 발생한다. 어떤 식품이든 발효되면 이전보다 더욱 맛있는 감칠맛을 내고, 진한 향기, 부드러운 식감으로 변해 품질이 향상된다.

오늘 아침식사 때 된장국을 먹었다고 가정해 보자. 된장은 콩을 발효시켜 만든 것이다. 콩을 수확하자마자 입에 넣고 씹어보면 비린내가 나서 먹을 수 없다. 하지만 콩을 삶아 메주로 만들어 발효시키면 된장과 간장을 동시에 수확할 수 있으며, 콩에 포함돼 있지 않은 새로운 영양소가 첨가돼 훌륭한 건강식품으로 변한다.

빵은 어떤가? 단순히 밀가루를 물로 반죽해 뜨거운 불에 굽기만 하면 빵이 되는가? 밀가루를 반죽할 때 효모(酵母, 이스트)를 첨가하면 효모는 밀가루의 전분을 발효해 알코올과 이산화탄소를 발생시킨다. 그러면 알코올은 빵 특유의 냄새를 풍기고 이산화탄소는 빵을 부풀게 함으로써 맛과 향이 가득한 큼직하고 맛있는 빵이 완성된다.

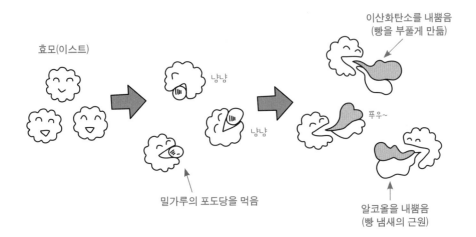

효모(이스트)

냠냠

냠냠

밀가루의 포도당을 먹음

이산화탄소를 내뿜음
(빵을 부풀게 만듦)

푸우~

알코올을 내뿜음
(빵 냄새의 근원)

빵의 형태·냄새는 발효의 결과물

이처럼 발효는 우리의 식생활을 풍요롭게 할 뿐 아니라 석유, 플라스틱, 바이오 전기화학, 섬유산업, 도자기, 흙벽돌, 종이 등과 같은 많은 분야에도 활용되고 있다. 발효는 알면 알수록 참으로 고마운 존재라는 것을 느끼게 된다.

03

발효와 숙성의
차이

고구마나 감자를 밭에서 캐자마자 쪄서 먹으면 왠지 맛이 싱겁지만, 한 달 이상 보관해 숙성된 후에 먹으면 훨씬 달콤하고 맛있다는 것을 느낄 수 있다. 바다에서 갓 잡은 물고기도 즉석에서 생선회로 먹으면 싱싱한 맛과 식감은 느낄 수 있지만, 회를 쳐서 냉장고에 여러 시간 보관해 숙성된 후 먹으면 감칠맛이 훨씬 더하다는 것을 알 수 있다. 김치·된장·간장·고추장과 같은 발효식품도 이와 다를 바 없는데, 여기에는 발효와 숙성이라는 비밀이 숨어 있다.

'발효'는 특정 식품에 외부로부터 들어온 곰팡이균·효모균·세균과 같은 외부의 힘이 작용해 형태와 맛이 변하는 것을 말하고, '숙성'은 식품 속에 포함된 효소의 영향으로 맛이 변하는 것을 말한다. 좀 더 이해하기 쉽게 설명하면 발효는 외부로부터 전기를 공급받아 품질을 변화시키는 것이고 숙성은

자가발전으로 품질이 변하는 것이라 할 수 있다.

발효와 관련된 곰팡이균·세균·효모균은 제각기 하나의 생명체로 활동하지만, 효소는 생명체가 아니기 때문에 맛만 변화시키는 것으로 이해하면 된다. 예를 들어 김치는 배추를 다양한 양념에 절여 옹기에 보관해두면 외부에서 들어온 미생물들로 발효되고, 옹기에서 방사되는 원적외선과 배추 자체에 포함된 효소 작용으로 숙성된 결과물이다.

또 다른 예로는 흙벽돌과 도자기를 들 수 있는데, 흙벽돌집을 지을 때 사용하는 흙도 발효 과정을 거쳐야 품질 좋은 흙벽돌이 된다. 흙벽돌의 재료는 붉은 흙, 물, 적당한 길이로 자른 볏짚이다. 이들을 혼합해 한두 달 정도 방치해 두면 흙·물·볏짚에 사는 세균들로 발효돼 질 좋은 흙이 되는 것이다. 이렇게 하지 않고 흙벽돌을 만들거나 벽에 바르면 쉽게 갈라진다.

도자기를 만들 때 사용하는 점토(粘土)도 발효시키지 않고 그대로 도자기를 만들어 불에 구우면 금이 가거나 깨지기 쉽다. 또한 굽기도 전에 변형되거나 갈라지기 때문에 제작자가 원하는 색채나 표정이 나오질 않는다. 이런 일이 발생하지 않도록 혼합한 흙을 한 달 이상, 제품에 따라서는 수년 동안 발효·숙성시킨 후 사용한다.

우리가 먹는 된장·간장·고추장과 같은 발효식품 역시 오랜 기간의 발효와 숙성 과정이 얼마나 중요한지 알 수 있다.

04

발효와 부패의
차이

발효(醱酵)를 한자로 분석해 보면 '술 익을 발(醱)' + '삭힐 효(酵)'로, '술이 익어서 맛이 들다'라는 뜻이고, 부패(腐敗)는 '썩을 부(腐)' + '패할 패(敗)'로, '썩어서 망가졌다'라는 뜻이다. '발효'라는 단어는 술뿐 아니라 발효식품, 발효빵, 발효주, 발효버터, 발효된장, 발효간장 등에 다양하게 사용되고 있다.

발효와 부패는 미생물의 작용으로 분해돼 다른 유기물로 바뀐다는 점에서는 동일하지만, '발효'는 인간에게 유익하게 작용하는 미생물의 활동을 말하는 반면, '부패'는 미생물의 작용으로 인간에게 해로운 물질로 변질되는 것을 가리킨다. 예를 들어 우유가 발효되면 요구르트나 치즈가 되고 콩은 된장이나 청국장이 돼 우리의 식생활을 더욱 풍요롭게 하지만, 부패하면 음식으로 섭취할 수 없게 된다.

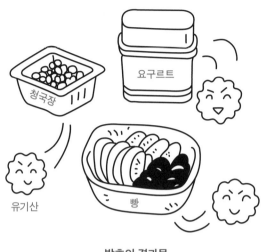

발효의 결과물

위 그림처럼 식품이 발효되면 식품 자체에 많은 변화가 생기는데, 이를 간단히 정리하면 다음과 같다.

• 영양소가 몸속에 흡수되기 쉬운 상태가 된다.

• 발효 과정에서 비타민과 아미노산이 추가로 생성된다.

• 새로운 당분과 풍미(감칠맛)가 더해져 더욱 맛있어진다.

• 유익균이 많이 생성돼 소장과 대장을 더욱 튼튼하게 한다.

그러면 부패한 식품이란 어떤 것인가? 가장 좋은 예로 고등어를 소금에 절여 만든 '간고등어'를 들 수 있다. 그렇다고 해서 단순하게 고등어에 소금을 뿌려 두기만 하면 맛있는 간고등어가 되는 것이 아니다. 간고등어는 적당한 온도와 습도가 조성된 환경에서 시간의 흐름에 따라 발효된 것이다. 하지만 지나치게 높은 온도와 부적절한 환경에 보관하면 부패돼 코를 움켜쥐게 하는 암모니아 냄새 때문에 먹을 수 없게 된다. 부패는 이처럼 단백질이 많이 포함된 식품에서 쉽게 발생해 다음과 같은 결과물이 된다.

- 암모니아 냄새가 지독해 도저히 먹을 수 없다.
- 식중독을 일으키는 세균이나 바이러스로 오염돼 있다.
- 억지로 먹으면 구토, 설사, 알레르기 반응이 나타난다.
- 식중독이 발생하면 사람에 따라 생명을 잃을 수도 있다.

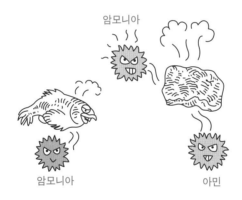

부패의 결과물

식중독은 어떻게 발생하는 것일까? 일반적으로 부패 현상이 나타나려면 식품 1g당 1,000만~1억 개의 미생물이 필요하다. 그렇다면 부패한 것을 먹으면 반드시 식중독, 즉 설사·구토·알레르기와 같은 반응이 발생하는 것일까? 이는 음식을 먹은 사람의 건강 상태, 즉 면역력의 높고 낮음에 따라 가볍게 나타나기도 하고 사망에 이르기도 한다. 식중독을 일으키는 미생물은 다음과 같다.

▶ 식중독을 일으키는 미생물

식중독 세균	리스테리아 모노사이토제네스, 바실러스 세레우스, 병원성대장균, 비브리오콜레라균, 살모넬라균, 장염비브리오, 장티푸스균, 적리균, 캄필로박터 제주니, 클로스트리듐 보툴리눔, 클로스트리듐 페르프린젠스, 황색포도상구균
식중독 바이러스	노로바이러스, 로타바이러스, 사포바이러스, 아스트로바이러스, 장관아데노바이러스, A형간염 바이러스, E형간염 바이러스
원충류(原蟲類)	람블편모충, 원포자충, 이질아메바, 작은와포자충, 쿠도아

위 표를 보면 식중독을 일으키는 원인 물질은 발효에 작용하는 미생물들(곰팡이균, 효모균, 유산균, 청국장균, 초산균)과는 전혀 다른 존재라는 것을 확인할 수 있다.

식중독을 일으키는 바이러스 중에서는 150여 종의 노로바이러스(Norovirus infection)가 가장 잘 알려져 있는데, 미생물에 따른 식중독은 꼭 여름철에만 발생하는 것은 아니다. 2016년 겨울 일본에서는 노로바이러스로 2,000여 명이 집단 식중독에 걸려 6명이 사망하였다.

노로바이러스에 감염되면 24~48시간의 잠복기를 거친 후 장염을 비롯해 구토·설사 등의 증세가 나타나며, 대개 감염자의 구토물이나 배설물에 기생하며 1g당 100억 마리 이상 존재한다. 현재까지 알려진 바로는 단 10마리만 인체에 들어와도 쉽게 감염될 정도로 전염성이 강하고, 유전자변형을 거듭하며 새로운 종이 계속 출현하고 있다. 생명력이 강해 공기 중이나 열악한 환경에서도 좀처럼 죽지 않으며, 특히 물속에서는 400일 이상 생존할 수 있는 걸로 알려져 있다.

병원성대장균이나 살모넬라균과 같은 식중독균은 발병 원인의 95% 이상이 '식품'이지만 노로바이러스는 음식물 외에도 오염된 지하수나 식기류를 통해, 또는 사람과 사람 간의 접촉을 통해 발병하는 경우도 많다. 한 번 감염되면 60일 정도까지 분변을 통해 지속해서 배출되므로 평소 콩 발효식품을 꾸준히 섭취해 면역력을 향상하는 것이 무엇보다 중요하다.

칼럼 '발효'는 요술쟁이

6월이 되면 많은 가정에서 매실청을 설탕과 함께 항아리에 담가 뒀다가 진액을 추출해 소화가 안 되거나 배탈이 났을 때 먹는다. 이는 증상 완화에 도움은 되지만, 사실 매실에는 '아미그달린(Amygdalin)'이라는 독성물질이 존재한다. 이러한 독성물질을 소량 섭취할 경우에는 복통, 구토, 설사 등을 일으키며, 섭취 용량이 늘어나면 중추신경계 이상과 함께 마비 증상, 청색증 등을 일으키고 더 심해지면 사망에 이른다.

하지만 발효 과정을 거치면 식품 속 독성이 사라져버린다. 경기도 보건환경연구원 홈페이지의 열린마당 '매실 씨앗 독성 관련 문의'를 보면 "매실액의 독성과 관련해 본 연구원의 연구에서는 매실액(설탕과의 비율 1:1)의 경우 아미그달린은 90일까지는 증가하다가 그 이후부터 감소하는 경향을 나타냈으며 발효 시작 150일 이후 아미그달린이 거의 검출되지 않았다"라는 답변이 실려 있다.

또 다른 예로는 물고기 참복에 존재하는 맹독성 물질인 '테트로도톡신(Tetrodotoxin)'을 들 수 있다. 테트로도톡신의 독성은 청산나트륨의 1,000배에 달할 정도로 치명적이므로 성인의 경우 0.5㎎만 체내에 흡수돼도 죽음에 이른다.

하지만 한 연구소의 발표에 따르면, 이러한 맹독성 물질도 발효 과정을 거치면 사라져 사람이 안심하고 먹을 수 있는 상태가 된다고 한다. 맹독성 물질은 참복의 간·혈액·난소 등에 집중적으로 존재하고, 최초의 독성 단위가 443으로 매우 높지만, 이를 소금에 절이면 7개월 후에는 90, 1년이 지난 후에는 14로 감소해 최초의 독성과 비교해 30분의 1밖에 되지 않아 먹을 수 있는 수준까지 줄어들었다. 독버섯 실험에서도 이와 동일한 결과가 나타났다.

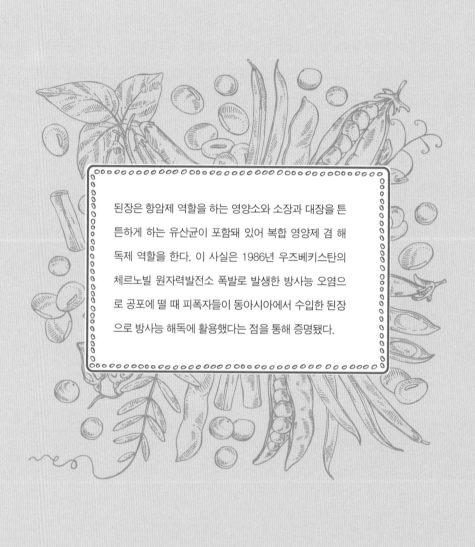

된장은 항암제 역할을 하는 영양소와 소장과 대장을 튼
튼하게 하는 유산균이 포함돼 있어 복합 영양제 겸 해
독제 역할을 한다. 이 사실은 1986년 우즈베키스탄의
체르노빌 원자력발전소 폭발로 발생한 방사능 오염으
로 공포에 떨 때 피폭자들이 동아시아에서 수입한 된장
으로 방사능 해독에 활용했다는 점을 통해 증명됐다.

3장

·
·
·
·
·

된장,
든든한 건강 파수꾼

01

된장의 역사

한반도에서 언제부터 '장(醬)'이 만들어졌는지는 확실하지 않지만 고대 문헌에 '된장'을 의미하는 '시(豉)'가 처음 등장한 것은 기원전 48~33년 중국 한(漢)나라시대의 '사유(史游)'가 편찬한 《급취편(急就篇)》이다. 여기에는 된장을 대량으로 만들어 팔아 큰 부자가 된 사람의 이야기가 나온다.

또 다른 문헌으로는 2005년 고려대학교출판부에서 발행한 《콩의 역사》(이철호, 권태완 저)에 "콩이 남만주에서 중국 제(齊)나라로 전해진 것이 기원전 7세기쯤이라고 하니, 한나라시대에 콩으로 만든 장류(醬類)가 중국 사회에서 일반화된 것과 시기적으로 맞는다"라고 기록돼 있다. 이러한 점을 종합해 볼 때 된장이 등장한 것은 역사적으로도 2,000년이 넘는다는 것을 알 수 있다.

기원 220~280년 중국의 위(魏), 촉(蜀), 오(吳) 3국의 역사가 기록된 《삼국지 위지 동이전(三國志·魏志·東夷傳)》의 고구려조(高句麗朝)에는 "고구려 사람들은 장 발효에 뛰어나다(高句麗人善醬釀也)"라는 표현이 있다. 이로 미뤄 볼 때 그 당시 중국인들의 눈에 '고구려는 발효 기술이 발달한 선진국'으로 비쳤다고 여겨진다. 이 무렵, 중국에서는 '된장 냄새'를 '고구려 사람의 냄새'라는 뜻으로 '고려취(高麗臭)'라 했다고 한다. 그 당시 고구려인들은 주로 콩으로 만든 된장·간장을 조미료로 이용해 음식을 조리해 먹었으므로 이들의 몸에서 된장 냄새가 나는 것은 당연했을 것이다. 서양인에게는 김치 냄새, 동양인에게는 치즈 냄새가 생소하듯 중국인에게 된장 냄새는 생소했을 것이다.

또한 기원 1044년~1060년에 걸쳐 완성한 당(唐)나라의 역사를 서술한 책 《신당서(新唐書)》에도 된장을 '발해(渤海)의 특산물'이라고 기록했다. 발해는 고구려 멸망 이후 고구려를 계승해 '대조영'이 건국한 국가로, 기원 698년부터 926년까지 약 228년간 한반도 북부와 만주·연해주 등에 걸쳐 존속했다. 고구려의 후예인 발해 사람들도 역시 된장·간장을 조미식품으로 사용했다는 것을 알 수 있다.

삼국사기에
등장

'된장(豉)'이 우리나라 고대 문헌에 처음 등장한 것은 《삼국사기(三國史記)》로, 통일신라 신문왕 3년에 왕이 왕비를 맞이할 때 처가에 제공한 폐백 품목에 쌀을 비롯해 기름, 꿀, 술, 시(豉, 된장), 장(醬), 포(脯),

혜(醯) 등이 기록돼 있다. 폐백 품목에 된장과 간장이 포함된 점으로 미뤄 볼 때 그 당시에도 콩이 주원료인 발효식품을 백성들이 즐겨 먹었다는 것을 알 수 있다.

통일신라 신문왕 3년은 기원 683년이므로 중국 문헌에 기록된 것보다는 약 700년 후의 일이다. 700여 년 전에 고구려 사람들이 중국으로 전한 장류 식품이 통일신라시대의 문헌에 등장한 것은 고구려의 멸망과 더불어 고구려 의 음식문화가 통일신라에 전파됐기 때문이라 여겨진다.

조선시대

조선왕조 세종시대에 편찬한 《구황벽곡방(救荒辟穀 方)》에서 중요한 부분을 발췌하고 보완해 명종 9년(1554년)에 발행한 《구황촬 요(救荒撮要)》에 '장'의 다양한 제조 방법이 기록된 것을 보면 세종시대에 이미 장류 식품이 상당히 발달해 있었던 것을 알 수 있다. 또한 조선 후기의 실학 자 '홍만선(洪萬選, 1643~1715년)'이 지은 농업용 겸 가정생활 지침서 《산림경제 (山林經濟)》에는 콩 위주의 된장·간장·청국장 등과 같은 발효식품과 고추를 언급하고 있다.

02

된장의 종류

우리의 식탁을 풍요롭게 하는 된장의 종류는 수십 종에 이르지만 이를 크게 분류하면 '재래식 전통 된장'과 '개량식 공장 된장'으로 나눌 수 있다. 재래식 된장은 메주를 이용해 전통 방식으로 만든 간장의 건더기, 개량식 공장 된장은 공장에서 현대화된 공법으로 생산된 것을 말한다.

현재 시중에서 유통되고 있는 우리나라의 된장은 '식품의 헌법'이라는 식품의약품안전처의 〈식품 및 식품첨가물공전〉에 수록된 '식품 유형별 기준 규격'에 따라 크게 '한식된장', '된장', '조미된장'으로 분류하고 있지만, 유형과 정의가 애매모호하고 구체적인 지침도 없기 때문에 일반 소비자는 제대로 이해할 수 없다. 따라서 이 책에서는 '재래식 전통 된장'과 '현대식 개량 된장'이라는 두 가지 개념으로 설명하고자 한다.

▶ 식품 유형별 기준

구분	된장의 유형	된장의 정의
식품공전	한식된장	한식 메주를 소금물에 담가 발효한 후 여액을 분리한 것
	된장	대두(메주콩), 쌀, 보리, 밀, 탈지대두 등을 주원료로 하여 누룩균 등을 배양한 후 식염을 혼합해 발효·숙성시킨 것 또는 메주를 소금물에 담가 발효하고 여액을 분리해 가공한 것
	조미된장	된장(90% 이상)을 주원료로 하여 기타 식품 또는 식품첨가물을 추가한 것
전통식품 표준규격	별도로 분리돼 있지 않음	전통적인 방법으로 성형 제조한 메주를 사용하고 소금물에 담가 일정 기간의 숙성 과정을 거쳐 그 여액을 분리하거나 그대로 가공해 제조한 것

출처: 식품의약품안전처, 식품 및 식품첨가물공전

전통 재래식 된장을 세분화하면 다음과 같이 지방과 계절에 따라 사용하는 원재료가 매우 다양하다는 것을 알 수 있다.

▶ 전통 재래식 된장의 종류

종류	특징	지역	계절
겨장	콩, 호밀, 고추, 엿기름 등을 넣어 만든 된장	충청남도	―
나주집장	찹쌀, 보리, 메줏가루 등으로 만든 나주 지역의 향토장	전라남도	늦가을~봄
담북장	• 볶은 콩으로 메주를 쑤어 띄우고 고춧가루, 마늘, 소금 등을 넣어 익힘 • 짧은 기간 안에 만들어 먹을 수 있으며 된장보다 맛이 담백함	경상남도	봄

····▶

종류	특징	지역	계절
두부장	사찰 음식으로, 두부를 으깨어 간을 진하게 숙성시킨 후 이에 참깨, 참기름, 고춧가루로 양념한 후 한 달 동안 발효시켜 만든 된장	—	—
등겨장	호밀가루와 보리등겨로 띄운 후 엿기름물, 소금, 고춧가루를 넣고 항아리에 담아 한 달 동안 숙성시킨 된장	충청남도	늦여름, 가을
막된장	간장을 가른 후 남은 부산물로 담근 된장	—	봄
막장	• 메주를 이용해 토장처럼 담그되, 수분이 많고 햇볕 또는 따뜻한 곳에서 숙성을 촉진함 • 보리나 밀(녹말성 원료)을 띄워 담그며 콩으로 담근 것보다 단맛이 많음	남부 지방	봄
무장	메주를 쪼개 끓인 물을 식혀 붓고 10일 정도 재웠다가 그 국물에 소금을 첨가해 익혀 먹는 된장	서울	가을
비지장	두유를 짜고 남은 콩비지로 담근 된장	경상남도	
생치장	암꿩의 살코기만 다져 생강즙과 장물로 간을 맞춰 볶아 만든 된장	—	—
생황장	삼복 중에 콩과 메밀을 섞어 띄어 담그는 된장	—	여름
시금장	• 보리쌀겨, 메줏가루, 무청, 풋고추, 당근, 엿기름, 마늘 등을 넣어 만든 향토장 • 채소와 갖은 양념을 5~7일쯤 삭혀 먹음	경상도	한겨울, 한여름 제외
쑥된장	메주에 소금과 쑥을 다져 섞어 만든 된장	충청북도	—
즙장	• 막장과 유사하며 수분이 많은 형태의 된장 • 밀과 콩으로 쑨 메주를 띄워 채소를 넣어 담금	경상도, 충청도	—

콩 발효식품에 숨겨진 비밀

종류	특징	지역	계절
지례장	'지름장' 또는 '찌엄장'이라 하며 빻은 메주에 김칫국물을 넣어 만듦	서울, 경기, 충남, 전북	겨울
집장	여름에 먹는 된장의 일종으로, 7월에 만들어 두엄더미 속에 넣어 뒀다가 꺼내 먹는 된장	강원도, 경상도, 충청남도	여름
청국장	삶은 콩에 볏짚을 깔고 덮어, 40℃ 전후의 장소에서 2~3일 띄운 후 고추, 마늘, 생강, 소금으로 간을 하고 절구에 넣고 찧은 된장	충청도, 전라도	겨울
청태장	청태콩으로 작은 크기의 메주를 만들어 띄워 만든 후 햇고추를 첨가해 만든 된장	—	가을
토장	막된장과 메주 또는 소금물을 혼합해 숙성하거나 메주만을 이용해 담근 된장을 상온에서 장기간 숙성시킨 된장	—	—
팥장	팥을 삶아 뭉치고 띄운 후 콩에 섞어 담금	—	가을

출처: 농림축산식품부 · 한국농수산식품유통공사, 2015 가공식품 세분 시장 현황(된장 시장)

03

된장의 독특한
영양소

된장은 한국 요리의 기본 식재료라 할 수 있다. 조선시대의 명의 허준이 저술한 《동의보감》에 "된장은 소화를 돕고 배변을 촉진한다"라는 기록이 있다. 영양학이 발달하지 않은 시대의 우리 선조들은 경험적으로 된장이 우리 건강에 매우 이로운 식품이라는 것을 이미 알고 있었던 것이다.

2009년 8월 전북대학교 의과대학 연구팀이 성인 180명을 대상으로 된장의 효능을 철저하게 검증한 연구 결과를 한국장류기술연구회 창립포럼에서 발표했다. 이 연구 결과에 따르면 비만·당뇨병 등 각종 성인병 예방의 열쇠가 된장에 숨어 있었다는 것이 밝혀졌다.

이처럼 오늘날에는 된장에 대한 과학적 접근이 이뤄지면서 단순한 조미식품이 아닌, 영양이 매우 풍부한 식품이라는 사실이 하나둘씩 입증돼 건강보조식품으로 자리매김하고 있다. 주요 영양소는 다음과 같다.

필수
아미노산

　　　　　동물성 단백질을 선호하는 사람들은 동물성 식품에는 필수 아미노산이 모두 갖춰져 있지만 식물성 식품에는 필수 아미노산이 부족하다고 주장한다. 이러한 개념은 필수 아미노산이 모두 갖춰져 있는 콩을 애써 외면하는 편파적인 견해다. 다음의 농촌진흥청 국립농업과학원의 발표를 보면 잘못된 편견이라는 것을 알 수 있다.

▶ 된장에 포함된 아미노산 성분 함량　　　　　　　　　(단위: 100g당/mg)

필수 아미노산		비필수 아미노산	
라이신	488	글루탐산	1679
류신	861	글리신	335
메티오닌+시스틴	127	세린	443
발린	614	시스테인	56
이소류신	544	아르기닌	577
페닐알라닌+티로신	579	아스파라트산	1029
트레오닌	400	알라닌	539
트립토판	166	티로신	419
히스티딘	400	프롤린	571

출처: 농촌진흥청 국립농업과학원, 국가표준식품성분표 제8개정판, 2011

　　아홉 가지 필수 아미노산 중에서 단 한 가지라도 부족하면 체내에서 단백질 합성이 제대로 이뤄지지 않으므로 단백질 분해가 합성을 능가하게 돼 건강이 나빠진다. 따라서 '발아현미＋콩＋잡곡'으로 밥을 지으면 동물성 식품을 섭취하지 않고도 필수 아미노산을 모두 섭취할 수 있어 단백질 부족 현상이 발생하지 않는다.

또한 된장에 포함된 비필수 아미노산 중 '아르기닌'과 '프롤린'은 콜라겐 합성에 필요한 아미노산이다. 이러한 영양소를 많이 섭취할수록 콜라겐 합성이 잘되므로 피부미용에 매우 효과적인 영양소라 할 수 있다.

슈퍼 항산화물질
멜라노이딘

전통 된장은 천연소금이 포함된 보존 식품이므로 상온 상태로 보관해도 부패하지 않는다. 그러나 상온에서 무더운 여름철을 보내면 된장 색깔이 진해진다. 이는 된장이 숙성되면서 '멜라노이딘'이라는 새로운 갈색 색소가 생성됐기 때문이다. 전통 된장을 담근 지 햇수가 오래될수록 더욱 많은 멜라노이딘이 생성돼 색깔이 진해진다. 재래식으로 만든 100% 콩된장에는 멜라노이딘이 쌀된장·보리된장·밀된장보다 5배 이상 많이 포함돼 있다.

다음의 표처럼 된장에는 다양한 항산화물질이 존재한다. 특히 멜라노이딘은 생콩에 없는 영양소이지만 100% 콩을 발효시켜 만든 전통 된장에는 많이 포함돼 있다. 멜라노이딘은 방사선 피폭으로 손상된 세포조차 수리·복구하는 역할 뿐 아니라 각종 성인병 예방과 개선에도 탁월한 효능을 발휘한다. 된장, 간장, 맥주 등이 숙성되는 과정에서도 생성되는 물질로, 강력한 항산화 작용이 있으며, 특히 당뇨병·암·고혈압과 같은 성인병 예방과 개선에 효과가 있는데, 이를 간단히 정리하면 다음과 같다.

▶ 전통 된장에 포함된 주요 항산화물질

주요 영양소	신체에 작용하는 역할
레시틴	치매 예방, 동맥경화 예방, 혈중 콜레스테롤 수치 낮춤
멜라노이딘	변비 예방, 혈압 정상화, 콜레스테롤 수치 조절, 장내 유익균 증강
비타민 E	세포막 항산화 작용
사포닌	간 기능 보호, 과산화지질 생성 예방
이소플라본	갱년기 장애 개선, 여성호르몬 조절 작용, 호르몬 계통의 암 예방
콜린	노화 방지, 지방간 예방

• 항노화 작용

노화와 질병을 일으키는 활성산소의 활성을 억제해 세포핵 속 DNA가 손상되는 것을 방지하는 역할을 한다. DNA가 손상되면 암·당뇨병을 비롯한 각종 생활습관병이 발생하므로 무엇보다 예방이 중요한데, 생된장의 멜라노이딘이 이를 예방하는 역할을 한다.

• 고혈압·고지혈증·동맥경화 예방

멜라노이딘의 강력한 항산화 작용은 혈액 속 지질(지방)이 산화되는 것을 방지하거나 콜레스테롤 수치를 억제하는 효과가 있다. 또한 동맥경화를 예방하며 혈액순환을 원활하게 해 고혈압, 고지혈증과 같은 대사증후군, 심장질환 등을 예방한다.

· 변비 해소와 미용 효과

변비는 몸속의 불필요한 물질이 배출되지 않고 여러 날 정체된 상태를 가리킨다. 변비로 배출되지 못한 독성물질이 몸속에 흡수돼 얼굴을 비롯한 전신에 뾰루지와 아토피성 피부질환을 일으킨다. 하지만 생된장에 포함된 멜라노이딘은 장 속의 유익한 세균인 유산균을 증가시키고 유해균을 감소시켜 변비를 예방하는 역할을 한다.

이소플라본과
여성호르몬

여성호르몬과 비슷한 역할을 하는 이소플라본은 1장에서 간단히 언급했지만, 좀 더 구체적으로 설명하고자 한다.

· 갱년기 증상 개선 효과

여성은 갱년기가 되면 난소 기능이 쇠퇴해 여성호르몬 에스트로겐 분비가 줄어들기 때문에 갱년기 증상이 하나둘 나타나기 시작한다. 신체적인 증상으로는 얼굴의 화끈거림, 땀을 심하게 흘림, 어깨결림, 두통 등이 자주 발생하고 정신적으로는 불안, 초조, 우울증 등이 나타난다.

콩 식품에 포함된 이소플라본은 여성들의 갱년기 직전 에스트로겐이 과잉 분비될 때 이를 억제하는 역할을 하고, 갱년기 이후 분비량이 감소할 때 이를 보충하는 역할을 하는 매우 유익한 영양소다.

전통 재래식 된장인 콩된장에 다량 포함된 이소플라본의 화학적 구조는 여성호르몬인 에스트로겐과 쌍둥이 얼굴처럼 똑같아 비슷한 역할을 한다. 에스트로겐은 피부가 팽팽해지게 해 피부의 잔주름을 없애는 역할을 하는데, 갱년기가 지난 여성은 에스트로겐의 분비량이 줄어들기 때문에 이소플라본이 다량 포함된 콩된장을 섭취해야 한다.

• 골다공증 예방

동물성 단백질을 지나치게 좋아하면 골다공증이 쉽게 걸리는데, 그 이유는 고기에 많이 포함된 '인(燐)' 때문이다. 몸으로 흡수된 인이 혈액 속에 지나치게 많으면, 혈액 속 칼슘과 인의 비율 1:1 균형을 맞추기 위해 칼슘 저장 창고인 뼈와 치아에서 칼슘이 녹아 나온다. 이로 인해 골밀도(骨密度)가 낮아져 뼈 구조가 엉성해지므로 쉽게 골절된다. 하지만 이소플라본은 뼛속의 칼슘이 녹아 나오지 않도록 억제해 골다공증을 예방하는 역할을 한다.

갱년기와 거리가 먼 젊은 여성이라도 스트레스, 무리한 다이어트, 흡연, 수면 부족과 같은 나쁜 생활 습관이 누적되면 여성호르몬의 분비가 감소해 갱년기 장애와 비슷한 증상이 나타나고 월경불순으로 이어진다. 또한 여성호르몬의 감소로 뼈에 칼슘이 축적되는 것이 방해를 받아 젊은 여성도 골다공증에 걸릴 수 있다.

여성을 괴롭히는 월경불순과 갱년기 증상을 완화해 주는 것은 콩에 포함된 항산화물질 이소플라본이다. 이소플라본은 뼈를 튼튼하게 하는 역할을 하므로 100% 콩으로 만든 전통 된장을 많이 섭취할수록 골밀도가 높아진다.

•암 예방 효과

인간의 신체에 에스트로겐 호르몬이 과잉 상태가 되면 암이 촉진되는 결과를 초래한다. 이를테면 직접 여성호르몬제 약물을 투여하거나 성장 촉진 호르몬제(에스트로겐)로 키운 가축(소, 돼지, 닭)의 고기를 과다 섭취할 경우 몸 속 호르몬이 과잉 상태가 돼 호르몬 계통의 암, 즉 유방암, 자궁암, 난소암, 전립선암, 갑상선암, 폐암 등을 일으킨다.

하지만 어린 시절부터 콩 식품을 많이 섭취한 여성은 성장한 후에 호르몬 계통의 암에 잘 걸리지 않으며, 암을 치료한 후에도 콩 식품을 많이 섭취하면 암이 쉽게 재발하지 않는다.

04

전통
재래식 된장

메주콩, 국내산을
고집하는 이유

중국에서 기원 6세기에 발행된 《제민요술(齊民要術)》[5]에 된장·간장의 제조 방법과 재료인 콩이 황고려두(黃高麗豆, 노란 콩), 흑고려두(黑高麗豆, 검은콩), 연두(燕豆, 제비콩), 비두(豍豆, 완두콩)로 기록돼 있는 점을 보면 고구려의 장류 식품이 이미 오래전에 중국으로 전해졌다는 것을 알 수 있다.

오늘날은 생명공학의 발달로 해충이 감자를 갉아 먹기만 하면 곧바로 죽어버리도록 유전자가 변형된 감자도 생산되고 있는데, 이러한 감자를 인간

---

5 중국에서 기원 532~549년경에 편찬된 10권의 책으로, 현존하는 종합적인 농사용 문헌 중 가장 오래된 것이다.

이 먹는 식품의 재료로 사용하면 어떤 일이 발생할지 짐작이 가고도 남는다. 이와 마찬가지로 장류 식품의 기본 재료인 메주를 만드는 데 유전자변형 콩을 사용하면 미래에 어떤 일이 발생할지 현재로서는 아무도 그 결과를 예측할 수 없다.

전통 장류 업계가 특히 유의해야 할 점은, 식용 콩을 수입하고 있는 한국농수산식품유통공사가 국회에 제출한 자료에는 "2017년부터 2018년 9월까지 수입된 88건의 콩 중에서 유전자변형식품(GMO) 유전자가 검출되지 않은 것은 2017년 수입된 캐나다산 2건에 불과하며, 나머지 86건의 미국산 콩에서는 모두 GMO 유전자가 나왔다"라고 기록돼 있다.

2018년 7월 '경실련(경제정의실천시민연합)'이 발표한 〈GMO 농산물 수입 현황 실태조사 결과〉에도 "2017년 수입 된 221만 톤의 GMO 농산물 중 가장 많이 수입된 농산물은 옥수수이며, 수입량은 117만 6,313톤, 그다음으로는 대두(大豆, 메주콩)가 103만 6,120톤 수입됐다"고 기록돼 있다. 또한 2017년도 국내 콩 생산량은 7만 6,303톤, 수출은 2016년 510톤이므로 식품 회사에서 사용하는 콩 93% 정도는 수입 콩이며, 외국에서 수입하는 콩 대부분은 유전자가 변형된 것이라는 것을 알 수 있다.

이토록 많은 양의 유전자변형 콩이 수입돼 각종 식품 생산과 가공에 사용되고 있지만 어떤 제품에 어느 정도 사용됐는지 전혀 알 수 없다. 한국소비자원이 "시중에 유통 중인 수입 콩 사용 제품에서 GMO가 검출됐다"고 밝히면서도 사회적 혼란이 우려된다는 이유로 그 결과를 발표하지 않고 있기 때문이다.

2017년 현재 유전자변형 농작물은 수요가 가장 많은 콩·유채·옥수수·목화 4종류인데, 전 세계 콩 재배 면적의 77%가 유전자변형 종자다. 이런 콩으로 농사를 지어 국제적으로 거래하고 있는 환경 속에서 메주용으로 '유전자변형 콩'을 사용하면 우리의 건강에 어떤 영향을 미칠 것인지를 알아 두는 것이 좋다.

2006년 1월 9일 〈한겨레신문〉에 '유전자변형식품 태아에 위험'이라는 제목 아래, "'임산부가 유전자변형(GMO)을 먹을 경우 태아가 위험해질 수 있다'는 러시아 과학아카데미의 연구 결과가 나왔다고 영국 일간지 〈인디펜던트〉가 8일 보고했다"라는 기사가 수록돼 있는데, 주요 내용을 요약하면 다음과 같다.

2005년 10월 러시아 과학자 '일리나 에르마코바'는 쥐에게 유전자변형 콩을 먹여 쥐의 상태를 관찰하는 실험을 했는데, 결과는 너무 충격적이었다. 일반 사료에 유전자변형 콩 분말을 섞어 임신 2주 전부터 쥐에게 먹인 결과, 실험용 쥐에서 태어난 새끼 55.6%, 즉 45마리 중 25마리가 생후 3주 안에 죽어 자연 콩을 먹은 쥐의 새끼 사망률 9%에 비해 높은 비율로 나타났고 유전자변형 콩을 먹은 쥐의 새끼 36%가 심각한 저체중 상태를 보였다"라고 말했다. 또한 "유전자변형 식품이 인체에 해롭다는 연구가 잇따르는 가운데 태아에 미치는 영향을 처음으로 조사한 이 연구는 지금까지와는 다른 큰 반향을 몰고 올 것으로 예상된다"고 덧붙였다. 비록 공식적으로 학계에 보고되지는 않았지만 GMO가 동물

및 사람에게 어떤 영향을 미칠 수 있는지 충분히 가늠케 하는 실험 결과였다.

또한 2018년 9월 26일 〈중앙일보〉에는 '식탁 벗어난 GMO(유전자변형식품) 유해 논쟁'이라는 제목 아래 "GMO 반대 진영에서 가장 널리 인용되는 연구 결과는 프랑스 칸대학교의 '질 에릭 세라리니' 교수의 실험 결과다. 연구팀은 미국 몬산토 회사가 개발한 제초제 성분인 글리포세이트 내성을 가진 GMO 옥수수를 2년간 먹은 쥐와 그렇지 않은 쥐를 비교한 결과, GMO 옥수수를 먹은 쥐의 수명이 2~3배 짧았으며 종양이 발견됐다"라고 발표했다.

그러면 국내산 콩은 모두 유전자변형과는 관계가 없는가? 2001년 1월 15일 MBC TV 뉴스에는 "고려대학교 연구진이 중부지방에서 재배되고 있는 콩잎 3,000여 개를 수거해 검사한 결과, 10개가 유전자변형이 된 것으로 확인됐다"라는 내용이 방송되기도 했다.

유전자변형 콩은 우리나라 땅에서는 재배되지 않는 것으로 알고 있었는데, 어떤 이유인지는 모르지만 우리 농촌까지 파고들었다는 사실에 놀라지 않을 수 없다. 따라서 국내산 콩으로 전통 메주를 만들고자 할 때는 믿을 수 있는 곳에서 구매하거나 계약 재배해 수매하는 것이 가장 안전한 방법이라 생각한다. 유전자변형 콩을 사용하지 않은 된장·간장·고추장·청국장을 사려면 공장에서 대량으로 생산된 제품보다는 물 맑고 공기 좋은 시골에서 소규모로 전통 장류 식품을 생산하는 곳과 직거래하는 것이 현명한 방법이다.

전통 메주
만들기

된장, 간장, 고추장의 재료인 '메주'는 '전통 메주'와 '개량 메주'가 있다. 전통 메주는 메주콩을 삶아 절구에 찧은 후 덩어리를 만들어 자연적으로 발효·숙성시킨 것, 개량 메주는 쌀이나 보리에 국균(누룩곰팡이)을 첨가해 삶은 콩과 혼합해 만들어 발효시킨 것을 말한다. 장류 식품의 첫 단계인 전통 메주 만들기를 이해하기 쉽게 정리하면 다음과 같다.

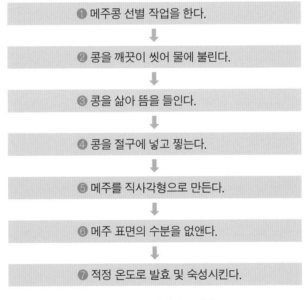

❶ 메주콩 선별 작업을 한다.

❷ 콩을 깨끗이 씻어 물에 불린다.

❸ 콩을 삶아 뜸을 들인다.

❹ 콩을 절구에 넣고 찧는다.

❺ 메주를 직사각형으로 만든다.

❻ 메주 표면의 수분을 없앤다.

❼ 적정 온도로 발효 및 숙성시킨다.

전통 메주가 완성되는 과정

1 메주콩 선별

• 메주콩은 국내산으로, 묵은 콩보다는 해콩(햇콩)을 선택한다.

• 콩을 선별할 때는 벌레 먹은 콩이나 돌 같은 이물질을 골라낸다.

2 콩을 씻어 물에 불리기

• 선별한 콩을 물로 씻어 12시간 정도 불린다.
• 물의 양을 콩의 2.5~3배로 하면 콩이 물을 흡수해 부피가 커진다.

3 콩을 삶아 뜸 들이기

• 4시간 정도 삶으면서 거품이 넘치지 않게 된장을 한 국자 넣는다.
• 콩이 가마솥 바닥에 눌어붙지 않게 삶은 후 2~3시간 정도 뜸을 들인다.

4 삶은 콩을 식혀 찧기

• 삶은 콩을 소쿠리에 옮겨 수분과 열기를 없앤다.
• 수분과 열기가 없어진 콩을 절구에 넣고 분쇄한다.

5 메주 성형

• 분쇄한 콩을 메주 틀에 넣고 공간이 생기지 않게 꾹꾹 누른다.
• 메주 속에 공간이 생기면 메주가 쉽게 갈라지거나 모양이 변형된다.

6 메주 말리기

• 완성된 메주를 볏짚 위에 올려놓고 2~3일간 자연 건조시킨다.
• 잘 건조된 메주를 볏짚으로 열 십(+)자 형태로 묶어 한 달 정도 숙성시킨다.

7 발효 및 숙성

- 숙성이 끝나면 볏짚 위에 올려놓고 덮개를 씌워 발효시킨다.
- 섭씨 28~30℃로 20~30일간 발효시킨 후 15~18℃에서 4~5주 더 건조시킨다.

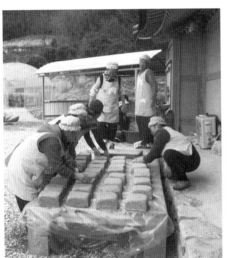 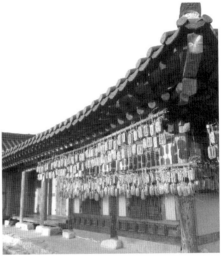

전통 메주 만드는 모습

메주의
발효 과학

　　　　　　메주가 잘 만들어지려면 발효에 필요한 균이 있어야 하는데, 전통 메주를 만들 때 반드시 등장하는 것이 바로 '볏짚'이다.

메주에 작용하는 발효균은 공기 중에도 있지만, 특히 볏짚에 많이 존재한다. 발효균은 수분이 있는 곳에서 활동이 왕성해지기 때문에 붉은 흙에 볏짚을 잘게 썰어 혼합해 장기간 방치하면 흙벽돌의 좋은 재료가 된다. 엄마 소가 송아지를 출산할 때 볏짚을 깔아 주는 것도 역시 볏짚에 사는 유익균의 도움을 받기 위한 것인데, 과거 우리 선조들의 지혜가 놀라울 따름이다.

볏짚이 너무 건조하면 곰팡이·세균·효모가 제대로 활동하지 못하지만, 방금 만든 메주나 삶은 콩처럼 수분이 있는 곳에서는 빠른 속도로 활동해 발효를 진행시킨다. 이처럼 볏짚에는 놀라운 기능이 있기 때문에 메주를 만들어 볏짚으로 묶는 순간부터 발효되기 시작한다. 추수가 끝나면 소먹이나 불쏘시개 정도로 이용되는 볏짚이 발효식품과 밀접한 관련이 있다고 하니 놀라지 않을 수 없다.

전통 메주는 볏짚의 천연 미생물로 발효되는 것이므로 이에 대한 기초 지식을 갖추는 것도 중요하다. 주요한 몇 가지만 정리해 보기로 한다.

▶ 전통 메주에 작용하는 미생물

미생물	관련 미생물	특징
곰팡이	• 백국균(흰누룩곰팡이) 　- Aspergillus luchuensis 　- Aspergillus kawachii • 홍국균(빨간누룩곰팡이) 　- Monascus • 황국균(노란누룩곰팡이) 　- Aspergillus oryzae 　- Aspergillus sojae 이외에도 다수 발견됨	주로 메주 표면에만 존재하는 곰팡이로, 메줏덩어리의 갈라진 틈에서도 발육해 단백질과 전분을 분해하고 풍미가 생성되게 함

세균	• 유산균(고초균) - Bacillus subtilis - Bacillus pumilus - Bacillus pubtilis - Lactobacillus delbrueckii - Lactobacillus fermentum - Lactobacillus salivarius 이외에도 다수 발견됨	메주 표면 및 내부에 고루 분포하며, 병원균에 대한 항균작용이 있음. 특히 '바실러스 서브틸리스(Bacillus subtilis)'는 강력한 분해효소를 분비해 탄수화물(전분)·단백질·섬유질을 분해함
효모	• 효모 - Rhodotorula flava - Tolulopsis dottila - Saccharomyces 이외에도 다수 발견됨	효모가 메주의 숙성에 미치는 영향은 알려진 바가 없음

　이처럼 우리나라의 전통 메주에는 다양한 균이 관련돼 있어서 생산하는 지역과 업체에 따라 나름의 독특한 향과 맛이 있다. 하지만 일본에서는 정부가 지정한 황국균(黃麴菌, 노란누룩곰팡이)만 사용하므로 전국의 된장 맛이 거의 동일하다.

　다양한 맛의 원천인 곰팡이가 자라는 데는 산소가 필요하기 때문에 메주 제조 과정에만 관여하고, 메주가 소금물에 들어간 이후 즉 산소가 없는 곳에서는 전혀 자라지 못한다. 따라서 소금물 속의 메주는 산소가 없어도 작용하는 세균과 유산균이 발효시킨다. 하지만 콩 식품을 발효시키는 곰팡이, 세균, 효모는 물 맑고 공기가 깨끗한 청정 지역의 환경에서 활발하게 작용한다.

　그래서 우리나라의 전통 된장, 간장, 고추장을 만드는 대부분의 농장은 시골에 터를 잡고 그곳에서 수확하는 콩을 사용해 제품화하는 것이다. 이런 환경에서 생산된 전통 장류 식품은 공장 된장이나 외국산과 비교해 맛이 뛰어날 수밖에 없다.

좋은 메주
고르는 법

최신 영양학이 발달함에 따라 전통 된장은 단순한 조미식품이 아니라 건강에 이로운 기능성 식품이라는 사실이 알려지면서 메주를 사서 집에서 직접 담그려는 사람들이 늘고 있다. 하지만 어떤 요령으로 메주를 사야 할지 몰라 당황하는 경우가 종종 있다. 질 좋은 메주를 구매하는 요령은 다음과 같다.

■ 건조 상태

- 메주 표면은 해로운 곰팡이가 피지 않을 정도로 건조돼 끈적거림이 없어야 한다.
- 메주 내부는 수분 함량이 비교적 많아 발효세균이 성장하기 좋은 물렁한 것이 좋다.
- 지나치게 건조한 메주는 수용성 성분의 용출이 적고 최종 생된장 상태가 좋지 않다.

2 발효균 분포도

- 메주 표면은 흰색과 황금색의 유익한 곰팡이가 많이 번식해 있어야 한다.
- 곰팡이 냄새가 심하게 나지 않게 푸른색·검은색·붉은색 곰팡이가 적어야 한다.
- 메주 내부는 발효균이 잘 생육해 고르게 뜬 것이 좋으며 지나치게 발효돼 검은색을 띤 것은 좋지 않다.

3 메주 색깔

- 메주 내부는 발효가 잘돼 절단면이 검붉은 색깔이 좋다.
- 메주 표면은 약간의 흰색, 갈색 또는 붉은 색깔의 황금색이 좋다.
- 메주를 덜 띄우면 원료 콩의 색깔과 비슷하게 되고 된장과 간장의 맛이 떨어진다.
- 메주를 가루로 살 때는 잡균 오염 및 과도한 발효 공정으로 검은 색깔을 띤 것보다 밝은 노란색의 것을 선택한다.
- 메주 색깔은 발효도를 판단하는 품질 지표가 되는데 너무 지나친 발효는 검은색을 띠게 하고 된장이 완성되면 어두운 색과 쓴맛이 난다.

4 맛과 냄새

- 전통 된장용 메주는 구수한 맛이 나는 것이 좋다.
- 메주를 지나치게 발효시켜 검은 진이 나올 때까지 오래 두면 된장이 짙은 갈색을 띠고 특이한 냄새가 난다.

전통 된장 담그기

전통 재래식 된장은 선조들이 하던 전통적인 방식에 따라 만든 것으로, 메주를 커다란 독이나 항아리에 넣고 소금물을 넉넉히 부어 40~60일 이상 뒀다가 간장을 떠내고 남은 메주 건더기를 으깨 다시 6개월~1년 이상 숙성시킨 것을 가리킨다. 전통 된장을 담그는 데 필요한 준비물로는 메주, 옹기, 맑은 물, 천일염, 숯, 고추, 대추, 대나무 등을 들 수 있으며, 이를 구체적으로 설명하면 다음과 같다.

• 옹기, 살아 숨 쉬는 항아리

독이나 항아리와 같은 옹기는 흙으로 만든 것이므로 '살아 숨 쉬는 그릇'이라 할 수 있다. 질그릇의 재료인 찰흙에는 수많은 모래 알갱이가 포함돼 있는데, 이러한 찰흙으로 만든 옹기(독, 동이, 뚝배기, 약탕관, 항아리 등)에는 미세한 공기 구멍이 생겨 그릇의 안팎으로 공기가 통해 숨을 쉬는 것이다. 따라서 옹기에 음식물을 넣어 두면 밀폐된 플라스틱 용기와 달리, 쉽게 부패되지 않아 장기간 저장할 수 있다.

과학이 발달하면서 찰흙으로 만든 옹기가 햇볕이나 뜨거운 열을 받으면 원적외선이 많이 방사(放射)[6]된다는 것이 밝혀졌다. 원적외선이 방사되는 그릇의 소금물에 메주를 담그면 물 분자가 더욱 세분화돼 식자재에 포함된 각종 영양소를 더욱 많이 추출할 수 있어서 장맛이 매우 부드러우며 영양소가

---

6 물체에서 열이나 전자파가 사방으로 방출하는 것을 의미한다.

풍부한 맛있는 장이 완성된다. 실제로 원적외선이 방사되는 뚝배기로 된장국을 끓이면 스테인리스 그릇에 끓인 것과는 맛이 전혀 다르다는 것을 느낄 수 있다.

· **장맛을 결정하는 된장 담그는 물**

전통 된장·간장을 생산하는 곳은 대개 인구가 밀집한 도회지와는 거리가 먼 곳, 즉 물 맑고 공기 좋은 산 아래에 터를 잡고 있다. 맛있는 된장을 담그는 데 가장 중요한 것은 기본 재료인 맑은 물과 깨끗한 공기이기 때문이다.

조선 유일의 여성 실학자이자 경제학자로 알려진 '빙허각 이씨'가 1809년에 저술한 《규합총서(閨閤叢書)》에서도 "장을 담그는 물은 특히 좋은 물을 선택해야 장맛이 좋다. 비가 그친 후의 우물물을 사용하지 말고 좋은 물을 길어 사용하라"고 언급돼 있다.

비가 그친 후의 우물물은 대개 땅속 깊은 곳을 흐르는 지하수(地下水)가 아니라 지면을 흐르는 지표수(地表水)가 스며든 물이다. 지표수는 지하수와 비교해 물맛이 덜하고 맑지 않을 수 있지만, 가뭄에도 산 중턱에서 샘솟는 지하수는 전혀 오염돼 있지 않을 뿐 아니라 물맛도 일품이다. 따라서 물맛이 좋으면 된장 맛이 좋아지기 마련이다. 필자가 도회지와는 거리가 먼 곳, 즉 공기 좋고 풍경이 아름다워 온갖 새들이 모여들어 지저귀는 산 중턱에 자리 잡고 우리의 전통 재래식 된장·간장·청국장을 생산하고 있는 것은 바로 이 때문이다.

된장과 간장을 담그는 데 사용하는 좋은 물은 한 모금 마셔 보면 알 수 있다. 물을 입안에서 이리저리 굴려볼 때 냄새가 나지 않아야 하며 목으로 넘어갈 때의 느낌이 부드러워야 한다. 물을 마신 후에도 금세 흡수돼 위장에서 꿀렁꿀렁 소리가 나지 않는, 즉 물 분자가 매우 작은 부드러운 물로 녹인 소금물에 메주를 담그면 맛있는 된장·간장이 되는 것이다.

• 천일염, 종합 미네랄 영양제

세계보건기구(WHO)는 하루 최대 소금 섭취량이 5g(나트륨 2,000mg)을 초과하지 않도록 권장하고 있으며, 한국영양학회에서 제정한 '한국인영양섭취기준'도 이와 동일하다. 하지만 우리나라 사람들의 평균 나트륨 섭취량은 2017년 기준 3,669mg으로, 이는 세계보건기구의 권장량보다 2배나 많다. 이렇게 많은 양의 소금을 섭취하는데도 다른 나라에 비해 고혈압환자가 적은 이유는 김치나 된장에 사용한 소금이 염전에서 생산한 천연소금인 천일염(天日鹽)이기 때문이라 여겨진다.

탄수화물에는 현미나 통밀처럼 각종 영양소가 천연 그대로 포함된 복합 탄수화물과 백미나 밀가루처럼 대부분의 영양소가 제거된 단순 탄수화물이 있듯이, 소금에도 각종 미네랄이 천연 그대로 포함된 천일염과 생산 과정에서 대부분의 영양소가 제거된 정제염(精製鹽)이 있다.

고혈압이 발생하는 것은 각종 미네랄이 제거되고 나트륨만 남아 혈관에 문제를 일으키는 정제염이지, 결코 천일염이 아니다. 이러한 차이점을 이해하지 못한 일부 사람들은 '소금은 무조건 고혈압을 일으키는 것'으로 알고 있으며, 심지어 의과대학의 교재조차 이러한 개념으로 설명하고 있는 것이 문제점이라 할 수 있다.

천일염에 포함된 각종 미네랄은 염화나트륨이 몸 밖으로 원활하게 배출되도록 하는 작용을 한다. 특히 국내 천일염의 미네랄(칼슘, 마그네슘, 칼륨 등) 함유량은 100g당 12,143mg으로, 세계에서 가장 많은 것으로 알려졌다. 목포대학교 천일염연구센터가 질 좋은 소금을 생산한다는 세계 60여 곳의 바다에서 생산된 천일염 성분을 비교 분석한 결과, 비싸기로 소문난 프랑스 게랑드 지방의 소금에 포함된 미네랄 함유량 7,166mg보다 1.7배나 많다는 것이 밝혀졌다. 이처럼 세계적으로 가장 많은 천연 미네랄이 포함된 우리나라의 천일염을 된장, 간장, 고추장 담그기에 활용할 수 있다는 것도 하나의 축복이라 할 수 있다.

• 숯, 천연 항균제

우리 선조들이 전통 된장·간장을 담글 때 숯을 사용한 것은 참으로 지혜로운 방법이라 생각한다. 숯에 냄새를 없애는 탁월한 능력과 세균이 번식하는 것을 방지하는 항균작용이 있다는 것은 신발이나 신발장에서 냄새가 날 경우 숯을 하루만 넣어 둬도 냄새가 없어지는 것으로 알 수 있다.

숯의 뛰어난 효능을 역사적으로 알 수 있는 사건은 1972~1974년 중국 후난성(湖南省) 창사시(長沙市) 교외에 위치한 마왕퇴한묘(馬王堆漢墓)에서 약 2,100년 전의 한 여성의 완벽한 미라와 현악기, 칠기류, 고급 장신구를 비롯한 각종 문화재가 발견돼 세계적으로 화제가 된 고분 발굴이다. 2,100년 동안이나 완벽하게 보존된 미라를 분석한 결과, 생전에 비만과 고혈압, 동맥경화, 허리디스크 등의 질병을 앓다가 심장병으로 50세쯤에 사망한 것으로 밝혀진 이 여인의 키는 154cm, 혈액형은 A형이었다. 머리카락은 생전 그대로였고 피부와 근육은 탄력이 있었으며 내장도 부패되지 않은 상태였다. 심지어 위장에서는 사망하기 직전에 먹은 참외 씨앗 176개도 발견됐다.

발견 당시의 상황 설명에 따르면, 마치 며칠 전에 사망한 것 같았다고 한다(지금은 중국의 후난성 박물관에 보존돼 있다). 오늘날의 과학적인 관점에서는 도저히 불가능한 일이다. 하지만 부패돼 없어지지 않고 2,100년 이상이나 보존될 수 있었던 것은 다름 아닌 숯의 힘이었다. 이 고분은 사방과 위아래가 5톤이 넘는 숯으로 둘러싸여 쾌적한 상태로 보존된 것이다.

이처럼 숯에는 부패를 방지하는 역할 외에도 냄새·공기·물을 정화하는 힘이 있기 때문에, 정화력이 뛰어난 숯을 전통 된장과 간장을 담그는 데 사용한다는 것은 그만큼 정성을 쏟는다는 의미이다.

• 고추, 대추, 대나무

된장과 간장을 담글 때 넣는 붉은 통고추가 잡균이 번식하지 못하게 하는 항균 작용을 한다는 것은 현미경 없이도 확인할 수 있다. 실제로 쌀통에 고추를 넣어 두면 벌레가 생기지 않는다. 이러한 지식을 간장을 담글 때 활용한 우리 선조들의 지혜에 감탄하지 않을 수 없다.

대추는 달콤한 맛뿐 아니라 각종 영양소가 풍부한 건강식품으로 알려져 있다. 대추를 많이 넣으면 소금물의 짠맛을 완화하는 데 도움이 된다.

대나무는 메주가 소금물 밖으로 솟아오르지 않게 열 십(+)자 형태로 고정
시키는 역할을 한다.

전통 재래식 된장이 완성되는 과정

음력 10월경 콩을 삶아 메주를 만들고 볏짚으로 묶어
2~3개월 동안 바짝 건조시킨다. 생산자와 지역에 따라 음력 정월 말에서 3월
초 사이에 메주를 씻은 후 소금물에 담가 40~60일 정도 숙성시킨다. 그러면 콩
의 수용성 성분이 우러나는데, 메주는 된장이 되고 액체는 간장으로 활용한다.

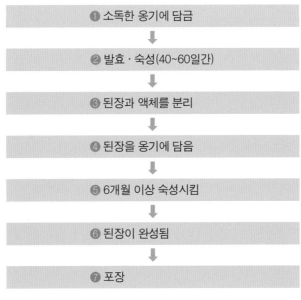

① 소독한 옹기에 담금

② 발효 · 숙성(40~60일간)

③ 된장과 액체를 분리

④ 된장을 옹기에 담음

⑤ 6개월 이상 숙성시킴

⑥ 된장이 완성됨

⑦ 포장

된장 담그기 순서

1 장을 담근 지 50~60일 후

- 옹기의 뚜껑을 열고 고추, 대추, 숯, 대나무 막대를 건져 낸다.

2 액체는 간장으로 활용

- 메주가 부서지지 않게 조심스럽게 건져 낸다.
- 건더기를 건져 낸 후 액체는 간장용으로 활용한다.

3 건져 낸 메주는 된장으로 활용

- 건져 낸 메주에 메줏가루를 섞어 잘 치댄다.
- 독이나 항아리에 꾹꾹 눌러 담아 2차 숙성시킨다.

4 오래될수록 색깔이 진해지는 된장

- 옹기의 된장은 6개월이 지난 후부터 먹기 시작한다.
- 된장은 햇수가 오래될수록 색깔이 진해지며 영양소도 많아진다.

좋은 전통 된장 고르는 법

부모님과 함께 생활하던 과거에는 장 담그기가 어려운 일이 아니었기 때문에 어느 가정에서나 질 좋고 맛있는 된장, 간장, 고추장을 만들 수 있었다. 하지만 오늘날은 많은 가정이 핵가족 형태로 아파트나 빌라와 같은 공동주택 생활을 하기 때문에 맛있는 된장을 직접 담가 먹는 것은 힘든 일이다. 건강에 좋고 맛있는 전통 재래식 된장을 구매하는 방법은 다음과 같다.

1 인터넷으로 전통 된장 농장을 검색한다

- 물 좋고 공기가 깨끗한 지역인지 확인한다.
- 홈페이지에 게시된 제품의 종류를 확인한다.
- 어떤 제품을 외국으로 수출하는지 확인한다.

2 된장 농장의 체험 행사에 참여해 본다

- 메주 만들기나 된장 담그기 체험 행사에 참여한다.
- 직접 메주를 만들면서 재료와 된장 담그는 방법을 확인한다.

3 체험 행사에 참여할 수 없는 경우

- 주말이나 휴가를 이용해 농장을 직접 찾아간다.
- 입소문이나 인터넷상의 후기를 살펴본 후 구매한다.

05

공장 된장의
현주소

식품 공장의 된장은 하루도 쉬지 않고 대량 생산을 해야 하므로 생산 설비 면에서는 전통 된장 생산 업체와는 비교가 되지 않을 정도로 대규모의 현대적 시설을 갖추고 있다. 수많은 종업원과 현대식 설비로 생산된 공장 된장은 기업의 이윤이 우선시되기 때문에 값이 싼 재료와 효율적인 공법으로 생산하는 수밖에 없다. 공장 된장의 공통점은 다음과 같다.

• 청정 지역과는 관계없이 공장에서 대량 생산한다.
• 스테인리스 용기에 담아 단기간에 강제로 발효 · 숙성시킨다
• 수입산 콩 · 밀 · 탈지대두에 정제염, 방부제, 화학조미료 등을 첨가해 생산한다.

대량으로 생산하는 공장 된장은 콩된장, 쌀된장, 보리된장, 밀된장 등이 있지만, 공장 된장은 주로 메주를 만들지 않고 삶은 콩에 밀이나 보리를 섞어 누룩균으로 발효시켜 만든다. 따라서 발효·숙성 기간이 대략 5~20일 정도로 매우 짧기 때문에 1년 내내 생산할 수 있다. 또한 전통 된장보다 단맛이 훨씬 강한 것이 특징인데, 일본에서 수입하는 된장도 이에 속한다고 할 수 있다.

실제로 시중에서 판매되는 공장 된장의 원재료를 꼼꼼히 살펴보면 재래식 전통 된장과는 전혀 다르다는 것을 알 수 있다. 내용물은 대두(수입산), 소맥분(밀, 미국, 호주산), 탈지대두분, 개량 메주 된장, 한식 메주 분말, 향미증진제, 정제소금, 밀쌀, 주정, 종국 등이 포함돼 있다. 이렇게 잡다한 재료가 들어간 된장에 심지어 탈지대두분까지 들어있다는 사실에 놀라지 않을 수 없다.

수입산 대두

라벨에 표기된 '대두(수입산)'는 '외국에서 수입한 메주콩'이라는 뜻이다. 국내산 콩은 값이 비싸기 때문에 식품 공장에서는 주로 수입 콩을 사용한다. 말도 많고 탈도 많은 유전자변형 콩이 아닌, 100% 국내산 콩만으로 만든 우리의 전통 된장·간장이 얼마나 귀중한 제품인지 알 수 있다.

미국산 소맥

'소맥(미국산)'은 '미국에서 수입한 밀', '소맥분(小麥粉)'은 '밀가루'라는 뜻이다. 밀에는 끈적끈적한 성분인 글루텐이라는 물질이 포함돼 있는데, 이는 물에 잘 녹지 않는 불용성 단백질이다. 글루텐에 민감한 사람이 밀가루 음식을 꾸준히 섭취하면 소장에 발생하는 알레르기 질환인 셀리악병을 비롯해 빈혈, 철분 결핍증, 골다공증, 갑상선기능저하증 등을 일으킨다고 알려져 있다.

글루텐 때문에 발생하는 셀리악병에 관련된 예로는 세계적인 테니스 선수 '노박 조코비치'를 들 수 있다. 그는 초기 선수 시절, 경기 전에 글루텐이 포함된 음식을 먹기만 하면 갑자기 컨디션이 나빠져 장기전에 약점을 보이는 문제가 있었다. 원인을 찾던 중 2010년에 글루텐이 문제라는 것을 알게 되자 식단을 완전히 바꾸고, 2011년부터 식이요법으로 컨디션을 관리하기 시작해 강철 같은 체력으로 세계적인 스타가 될 수 있었다. 밀에 포함된 글루텐으로 발생하는 부작용은 서양인에게만 발생하는 것이 아니라 최근에는 동양인에게도 발생하고 있으므로 된장·간장을 선택하는 데도 신중해야 한다.

탈지대두

'탈지대두(脫脂大豆)'는 글자 그대로 '콩에서 기름을 추출하고 남은 찌꺼기'다. '탈지대두분(脫脂大豆粉)'은 '콩기름을 짜낸 찌꺼기를 말린 가루'를 말하며, 식용유인 콩기름은 콩(대두)을 기계로 압착해 기름

성분을 추출한 후 섭씨 250도 이상의 고온 상태에서 생산하고 있다. 콩에서 기름 성분을 추출할 때는 '헥세인(Hexane)'이라는 화학약품을 사용해 무리하게 녹여 내는데, 헥세인은 석유 제품의 일종으로 휘발유 등에 포함돼 있으며 자동차 브레이크와 부품의 클리너로도 팔리고 있는 화학약품이다.

이러한 화학약품을 사용해 식용유를 생산한 찌꺼기를 이용해 만든 된장·간장도 식품의약품안전처의 〈식품 및 식품첨가물공전〉이 간장 재료로 보장하고 있기 때문에 자세한 공정과 재료를 전혀 모르는 소비자들은 '유명 기업이 만든 제품이므로 좋은 것으로 만들었겠지!'라고 생각하며 구매한다.

정제염

된장·간장 용기의 라벨을 주의 깊게 살펴보면 제품에 따라 '정제염, 정제소금' 또는 '천일염'이라고 표기된 것을 볼 수 있는데, 이처럼 소금은 2종류가 있다는 것을 기억해야 한다.

정제염(精製鹽, 정제소금)은 주로 가공식품에 사용하기 위해 인공적으로 만든 소금으로, 염화나트륨만을 통과시키는 '이온 교환막'이라는 장치를 이용해 생산하기 때문에 제조 원가가 가장 싸다. 또한 각종 미네랄이 대부분 제거돼 염소(鹽素)와 나트륨만이 결합된 순도 99%의 소금이지만 몸속으로 들어오면 나트륨이온과 염소이온으로 각각 분리된다. 염소이온은 다른 물질과 함께 몸밖으로 배출되지만 나트륨이온은 몸속에 남아 근육을 경직시킨다. 또한 혈관도 나트륨의 영향을 받아 경직되므로 자연히 혈압이 올라가 고혈압이 되는 것이다.

한편 천연소금인 천일염에는 몸에 이로운 역할을 하는 미네랄이 많이 포함돼 있다. 때문에 이를 이용해 만든 전통 된장, 간장, 고추장과 같은 전통 조미식품은 다량 섭취해도 고혈압을 일으키지 않는다는 사실은 수많은 논문에서 찾을 수 있다.

향미증진제

'향미증진제(香味增進劑)'란, 식품 종류에 따라 맛, 향, 식감을 더 좋게 하는 식품첨가물이다. 2018년부터 정부에서는 식품첨가물의 사용 목적을 명확히 하기 위해 분류 체계를 31가지로 확정했으며, 그중 하나인 향미증진제에는 '글루탐산나트륨(MSG)', '5-이노신산이나트륨', '구아닐산이나트륨'이 포함돼 있다. 이들은 모두 화학조미료인데도 인공조미료의 해악이 널리 알려진 탓에 명칭도 그럴듯하게 '향미증진제'로 표기돼 있다. 배합 비율이나 성분을 제대로 밝히지 않고 단지 '향미증진제'라고만 표기하기 때문에 이에 대한 지식이 부족한 소비자들은 무슨 말인지 모르지만 '정부가 허가한 식품회사에서 만든 것이니까 괜찮겠지!'라고 생각하게 된다.

버섯, 김, 토마토와 같은 천연식품에 포함된 MSG(L-글루탐산나트륨)는 부작용이 없는 것으로 알려져 있지만, 인공적으로 합성한 MSG를 어린이가 섭취하면 뇌세포 손상이나 신체 성장에 나쁜 영향을 미칠 수 있다. 또한 신장에서의 칼슘 흡수를 억제해 골다공증을 일으키거나, 두통·알레르기를 유발하는 원인이 되기도 하며, 신경 조직에 다량 흡수되면 신경 세포막이 파괴될 가능성도 있다.

식품계의 일부에서는 향미증진제의 대표격인 MSG에 대해 "인체에 미치는 폐해가 소금보다 낮으며 미국식품의약국(FDA)이나 세계보건기구(WHO)에서 안전한 품목으로 분류하고 있다"고 주장하지만, 수많은 학자는 이에 반론을 제기하고 있다. MSG가 포함된 가공식품이라면 어린이 건강과 골다공증 및 치매 예방을 위해 다시 한번 심각하게 고민해야 한다.

06

일본 된장의
현주소

　일본은 습도가 높아 콩이 장시간 발효하면 부패되기 쉽기 때문에 정부에서 지정한 누룩곰팡이(코지)로 쌀·보리·밀 등을 발효시킨 후 콩과 혼합하는 방법으로 된장을 만든다. 이러한 일본식 속성 된장, 즉 메주를 만들지 않고 직접 발효시키는 제조법이 일제강점기에 들어온 이후 우리나라의 전통 재래식 된장의 생산과 수요가 위축됐을 뿐 아니라 오늘날에는 일본에서 수입한 엄청난 양의 일본 된장이 국내에서 소비되고 있다. 현재 일본 된장은 쌀된장이 80%, 보리된장이 5%, 콩된장이 5%, 조합된장이 10%를 차지하고 있다.

　다음의 표를 살펴보면 '쌀된장'의 콩:쌀누룩 비율은 맛·색깔·염분 배합에 따라 콩(10):쌀누룩(15~20, 10~20, 5~10), '보리된장'은 콩(10):보리누룩(15~25, 8~15), '콩된장'은 100% 콩으로만 만든다.

분류	맛으로 분류	색깔	누룩 배합(%)	염분 배합(%)	양조(숙성) 기간
쌀된장	약간 짭짤한 된장	백색	15~30	5~7	5~20일
		적색	12~20	5~7	5~20일
	다소 짠맛의 된장	주황색	10~20	7~12	20~30일
		적색	10~15	11~13	3~6개월
	진한 짠맛의 된장	주황색	5~10	11~13	2~3개월
		적색	5~10	11~13	3~12개월
보리된장	—	주황색	15~25	9~11	1~3개월
	—	적색	8~15	11~13	3~12개월
콩된장	—	—	콩 100%	10~12	5~24개월
조합 된장	쌀된장, 보리된장, 콩된장을 혼합한 것 또는 콩에 쌀누룩과 보리누룩을 혼합해 숙성시킨 것				

출처: 중앙신서, 간장·된장·식초는 굉장하다, 2019

우리나라의 전통 된장은 숙성 기간이 보통 6개월~1년 이상인 데 비해 일본 쌀된장의 경우 짧게는 5~20일, 길게는 3~6개월이다. 현재 우리나라에서 수입하는 일본 된장의 대부분은 쌀된장이므로 이 범위에 속한다고 할 수 있다. 보리된장은 종류에 따라 숙성 기간이 1~12개월, 콩된장은 5~24개월이라는 것을 알 수 있다.

한국, 일본 된장
수입국 2위

일본 된장은 '미소(MISO)'라는 명칭으로 전 세계로 수출하고 있는데, 북미의 미국과 캐나다를 비롯해 유럽은 물론, 중동지역까지 전 세계의 47개국에 이른다. 주요 수출국은 다음과 같다.

▶ 2018년도 일본 된장 수출 현황

순위	국가	수출량(톤)
1	미국	4,599
2	대한민국	1,565
3	중국	1,248
4	태국	1,226
5	대만	958
6	캐나다	896
7	호주	816
8	프랑스	696
9	영국	631
10	홍콩	568
11	싱가포르	512
12	독일	472
13	네덜란드	406
14	필리핀	356
15	말레이시아	297
16	베트남	280
17	스웨덴	240
18	뉴질랜드	178
19	이탈리아	157
20	스페인	111

출처: 일본도쿄세관

2018년 일본이 전 세계로 수출한 된장은 17,010톤이고 우리나라가 수입한 물량은 1,565톤이다. 길이 5.2m의 1톤 트럭을 일렬로 세워놓으면 8.1km에 해당하는 물량이다. 이처럼 엄청난 양의 일본 된장이 수입돼 일반 식당이나 일식집에서 쓰이고 있으며, 대부분 100% 콩된장이 아닌 쌀된장, 밀된장, 보리된장이다.

칼럼 된장, 천연 해독제이자 항암제

조미식품으로 사용하는 '된장'이 천연 해독제 역할을 한다는 것은 1945년 8월 9일 일본 나가사키에 원자폭탄이 투하됐을 때 피폭 중심지에서 불과 1.4km밖에 떨어지지 않은 곳에 있는 프란시스코 병원의 입원 환자 70명과 의료진·직원들의 체험으로 알 수 있다.

원자폭탄이 투하됐을 때 나가사키 전체가 황폐해지자, 병원도 엄청난 피해를 입었기 때문에 그들에게 식사로 제공할 수 있는 식품은 오로지 창고에 보관된 현미·된장·미역·다시마와 병원 텃밭에 방사능으로 오염돼 나뒹구는 호박과 가지뿐이었다.

이 병원의 의사였던 '아키즈키 다츠이치로'는 이러한 재료로 끓인 된장국과 천연소금을 넣은 현미주먹밥만으로 100명에 가까운 사람들이 방사능 피폭을 극복하고 구사일생으로 살아남도록 도운 체험을 《나가사키 원폭기, 피폭 의사의 증언》이라는 책으로 세상에 알렸다.

1945년 8월 나가사키 인구 24만 명 중 절반이 원자탄 폭발과 방사능 오염 물질로 사망했는데도 아키즈키는 29세에 피폭, 2009년 89세로 사망할 때까지 건강한 모습으로 60년간 의사 생활을 했다. 함께 피폭당한 직원 중 8명은 2006년까지도 생존했고, 부인은 2011년 93세의 고령인데도 건강한 생활을 하고 있다는 사실이 알려져 있다. 이들의 식생활은 오로지 현미밥, 천연소금, 된장, 해조류 중심이었다.

1986년 우즈베키스탄의 체르노빌 원자력발전소 폭발로 주변 국가들이 방사능 낙진으로 공포에 떨 때 1977년 영어로 번역된 아키즈키의 책이 체르노빌 원전 사고의 피폭자들에게도 큰 도움이 됐다. 그 당시 방사능 피폭자들이 일본에서 수입한 된장과 낫토를 방사능 해독에 활용했다는 이야기는 널리 알려진 사실이다.

또한 일본 국립암센터의 '히라야마 다케시' 박사는 된장의 항암제 역할을 과학적으로 증명한 인물이다. 그의 역학조사를 통해 매일 된장국을 먹는 사람은 그렇지 않은 사람보다 암으로 사망하는 일이 현저히 낮다는 사실이 밝혀졌다. 이후 추가로 2,000명을 10년간 추적 조사한 결과, 하루에 된장국 세 그릇 이상 먹는 사람은 유방암 발병률이 40% 낮았다.

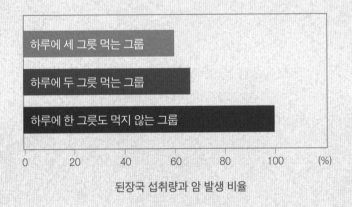

된장국 섭취량과 암 발생 비율

된장은 유방암을 비롯해 폐암, 위암, 간암, 전립선암, 대장암을 억제할 뿐 아니라 고혈압·뇌졸중·고혈당·대사증후군·변비 예방과 개선에 탁월한 효과가 있으며, 치매 발생을 늦추는 성분 '페룰라산 에틸에스테르'도 포함돼 있다.

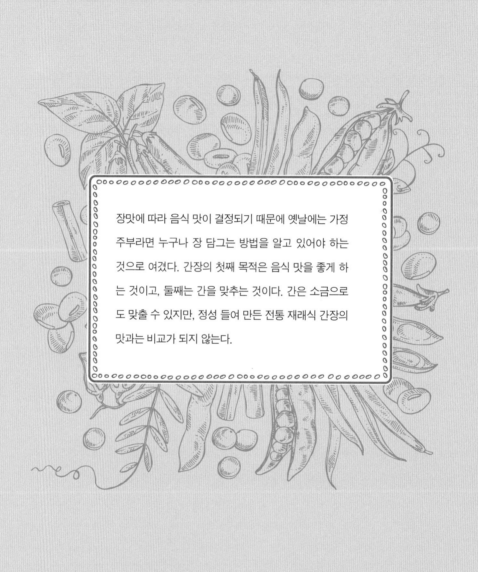

장맛에 따라 음식 맛이 결정되기 때문에 옛날에는 가정 주부라면 누구나 장 담그는 방법을 알고 있어야 하는 것으로 여겼다. 간장의 첫째 목적은 음식 맛을 좋게 하는 것이고, 둘째는 간을 맞추는 것이다. 간은 소금으로도 맞출 수 있지만, 정성 들여 만든 전통 재래식 간장의 맛과는 비교가 되지 않는다.

4장

· · · · · ·

간장,
영양이 풍부한 만능 조미식품

01

간장의 종류

시각적으로 아무리 보기 좋은 음식이라도 간이 맞지 않으면 목으로 넘어가지 않고 입안에서 맴돈다. 따라서 전 세계 어느 나라든 음식의 간을 맞추는 소스가 있는데, 우리나라의 슈퍼마켓이나 대형마트에는 이름조차 생소한 갖가지 간장이 진열돼 있다. 조선간장, 양조간장, 국간장, 진간장, 맛간장, 조림간장, 어간장 등 종류가 너무 많아 어느 것을 선택해야 좋을지 헷갈린다. 종류가 많은 만큼 다양한 용도의 간장이 음식 맛을 결정하고, 우리의 건강과 직결돼 있으므로 선택하는 데 기본 지식이 필요하다.

대한민국의 존재 가치가 헌법에 수록돼 있듯이 우리의 먹거리에도 헌법(?)이라 할 수 있는 기준이 있는데, 바로 식품의약품안전처의 〈식품 및 식품첨가물공전〉에 수록된 '식품 유형별 기준규격'이다. 이 규격에 따른 간장의 종류는 다음과 같다.

▶ 간장의 유형

식품공전 유형	정의	소매시장 유형
한식간장 (전통 간장)	메주를 주원료로, 소금물 등을 섞어 발효·숙성시킨 후 그 거른물을 가공한 것	국간장, 조선간장 등
양조간장	메주콩, 탈지대두 또는 곡류 등에 누룩균 등을 배양해 식염수 등을 섞어 발효·숙성시킨 후 그 거른물을 가공한 것	맛간장, 생간장, 양조간장 등
산분해간장 (화학간장)	단백질을 함유한 원료를 산(酸)으로 가수분해한 후 그 거른물을 가공한 것	혼합간장의 주원료로 이용됨
효소분해간장 (화학간장)	단백질을 함유한 원료를 효소로 가수분해한 후 그 거른물을 가공한 것	일부 지역 특산물 간장 제품
혼합간장	한식간장이나 양조간장에 산분해간장 또는 효소분해간장을 혼합해 가공한 것이나 산분해간장 원액에 단백질 또는 탄수화물 원료를 추가해 발효·숙성시킨 거른물을 가공한 것. 또는 이의 원액에 양조간장 원액이나 산분해간장 원액 등을 혼합해 가공한 것	국간장, 진간장, 조림간장 등

출처: 식품의약품안전처, 식품 및 식품첨가물공전, 2018

위의 표에 제시된 간장은 5종류이지만, 크게 분류하면 '전통 재래식 간장'과 '공장식 간장' 두 가지다. 전통 재래식 간장을 흔히 한식간장, 조선간장, 집간장, 재래식 간장이라고 하고, 일본식으로 공장에서 생산한 간장은 제조 방법에 따라 양조간장, 산분해간장, 효소분해간장, 혼합간장으로 나눈다. 가장 큰 특징은 전통 재래식 간장의 생산은 적어도 6개월~1년 이상의 기간이 필요한데, 공장식 간장은 매우 짧은 기간에 생산된다는 점이다. 이를 구체적으로 설명하면 다음과 같다.

한식간장

'전통 재래식 간장'으로도 알려진 한식간장은 메주콩 100%로 메주를 만들어 천연 소금물에 담가 1차 발효·숙성시켜 된장을 분리한 후 액체를 끓여 옹기에 담고 2차 발효·숙성시키는 것으로, 적어도 6개월~1년 이상의 기간이 필요하므로 대량 생산이 불가능하다.

양조간장

'양조간장'은 1970년대부터 일본에서 유행하던 생산 공정을 도입해 공장에서 단기간에 대량 생산하는 것으로, '속성 간장'이라고도 한다. 대부분 탈지대두(비지)나 밀 등에 종균(누룩곰팡이, 효모, 유산균)을 접종한 후 매우 짧은 발효 기간을 거쳐 생산한다. 각종 화학조미료와 향미증진제를 첨가하고, 소금은 생산업체에 따라 천연소금이 아닌 정제소금을 사용하는 곳도 있다.

산분해간장

탈지대두를 염산(鹽酸)으로 분해하여 생산한다고 해서 '산(酸)분해간장'이라고 하며, 일반적으로 '화학간장' 또는 '아미노산간장'이라고 한다. 100% 콩을 이용해 전통 재래식 간장을 만들기 위해서는 보통 6개월 이상이 소요되므로 간장 공장에서는 대량 생산이 불가능하다.

이러한 약점을 극복하기 위해 콩이나 탈지대두에 염산, 양잿물, 소금물을 추가해 매우 짧은 기간에 제조하므로 강한 악취가 나는데, 이를 중화하기 위해 다양한 향미료, 착색료, 조미료 등을 첨가한다.

외국에서는 이러한 화학간장을 독성이 있고 남성의 정자 개체수를 감소시키며 암을 일으킬 가능성이 있다는 이유로 사용하지 못하도록 하고 있다. 일본에서는 이러한 제품을 간장으로 분류하지 못하도록 '아미노산액'으로 규정하고 있고, 대만도 2017년부터 산분해간장을 간장이 아닌 아미노산액으로 분류하고 있지만, 우리나라에서는 양조간장이 1%라도 들어가면 '혼합간장'으로 분류한다. 즉, 양조간장 1%에 산분해간장(아미노산간장) 99%를 섞어 혼합간장으로 판매해도 되는 것이다.

이처럼 혼합간장은 명확한 기준이 없기 때문에 실제로 시중의 일부 제품에는 양조간장 7%에 산분해간장 93%를 섞은 혼합간장도 있다. 값이 싸고 감칠맛이 나기 때문에 주로 음식점에서 사용하고 있다.

효소분해간장

'효소분해간장'은 탈지대두를 물과 잘 혼합한 후 효소를 첨가해 45~55℃의 온도에서 대략 48시간 동안 효소 반응시킨다. 그 후 여러 과정을 거쳐 생성된 결과물에 염화나트륨을 첨가하면 진한 갈색을 띤 간장이 된다. 효소분해간장은 양조간장과 비교해 염분 농도와 총질소 함량을 조절하기 쉽지만, 유리아미노산 함량이 상대적으로 낮다.

혼합간장

'혼합간장'은 다양한 방법으로 만들 수 있다. 한식 간장이나 양조간장에 산분해간장 또는 효소분해간장을 적절한 비율로 혼합 해 가공하거나 산분해간장의 원액에 단백질 또는 탄수화물 원료를 첨가해 발효·숙성시킨다.

〈식품 및 식품첨가물공전〉에 수록된 다섯 가지 간장을 일반적으로 다음 과 같이 분류해 판매하고 있다.

▶ 소매시장 기준 간장의 특징

간장의 유형	특징	주요 용도
조선간장 (국간장)	• 100% 콩과 소금만을 이용해 한국 전통 방식으로 만드는 간장 • 염도가 높아 짠맛이 강하지만, 색깔이 옅어 음식 본래의 색을 비교적 그대로 유지함	국, 탕, 찌개, 각종 나물무침 등
진간장	• 아미노산 공법을 사용해 아미노산의 시간적, 영양학적 손실을 최소화함 • 감칠맛이 뛰어나고 열을 가해도 맛이 잘 변하지 않는 특성이 있음	조림류, 볶음류 등 열이 가해지는 요리 (멸치볶음, 장조림, 갈비찜 등)
양조간장	• 탈지대두와 소맥(밀)을 사용해 장기간 발효·숙성시켜 만든 간장 • 장기간 발효하는 과정에서 형성되는 맛과 향이 매우 풍부함 • 간장 자체만으로도 맛이 좋아 소스로 권장되기도 함 • 개화기 이후에 들어와 '일본식 간장' 또는 '왜간장'이라고도 불림	생선회, 부침 요리 등을 찍어 먹는 소스, 나물무침, 샐러드드레싱 등

...→

간장의 유형	특징	주요 용도
맛간장	• 재래식 간장의 강한 짠맛을 완화한 간장 • 짠맛보다는 단맛이 강한 것이 특징임 • 다시마나 멸치 등의 재료를 넣고 육수를 섞어 만들며 달콤한 맛이 필요한 조림이나 볶음요리에 주로 사용함	조림류, 볶음류, 국, 탕, 찌개 등
어간장	• 콩이 아닌 생선으로 만드는 간장 • 물고기의 단백질을 사용해 만듦 • 생선을 통째로 또는 머리와 내장을 분리한 후 소금을 넣고 1년 이상 발효시킴 • 짙은 노란색을 띠며 진한 맛과 냄새가 특징임 • 주로 소스류나 가타 장류 등으로 분류됨	양념육 소스, 회 간장 소스, 조림장, 부침 요리 찍어 먹는 소스

출처: 농림축산식품부·한국농수산식품유통공사, 2018 가공식품 세분 시장 현황(간장 시장)

02

전통
재래식 간장

전통 재래식 간장 담그기는 3장에서 된장과 간장 가르기를 한 후 액체를 간장으로 만든다고 설명했다. 여기서는 간장 담그기 과정과 공장식 간장에 첨가되는 물질을 설명하고자 한다.

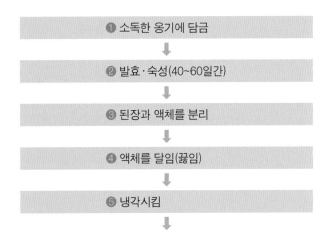

❶ 소독한 옹기에 담금

↓

❷ 발효·숙성(40~60일간)

↓

❸ 된장과 액체를 분리

↓

❹ 액체를 달임(끓임)

↓

❺ 냉각시킴

↓

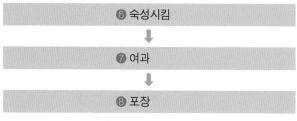

| ⑥ 숙성시킴 |
| ⑦ 여과 |
| ⑧ 포장 |

간장이 완성되는 과정

좋은 간장
구매하기

많은 가정에서는 식품공장에서 대량 생산한 간장을 사용하고 있는데, 건강에 좋고 맛있는 제품을 사려면 라벨에 관한 기본 지식이 필요하다. 라벨에 표기된 내용 중 '소맥(밀, 미국산), 탈지대두, 정제염(정제소금), 향미증진제'는 3장에서 설명했으므로 여기서는 간장에 사용하는 '액상과당, 캐러멜, 설탕'에 관해 설명하고자 한다.

• 액상과당

과당(果糖)은 원래 과일 속에 포함된 성분으로, 비타민·미네랄과 함께 인체에 활력을 불어넣는 훌륭한 영양소다. 하지만 사람이 만든 인공과당인 '액상과당(液狀果糖)'은 각종 영양소가 대부분 제거된 설탕과 같은 물질로, 건강에 해로운 산성식품이다. 2016년 일본에서 발행된 《장의 힘으로 당신이 바뀐다》에서는 액상과당을 '당신의 건강을 파괴하는 악마'라고 표현했다. 속사정을 들여다보면 이해할 수 있는데 생산 과정은 다음과 같다.

유전자변형 옥수수 → 알파 아밀라아제효소(유전자변형)로 처리 → 글루코아밀라아제(유전자변형)로 처리 → 글루코스 이소메라아제로 처리 → 액체 크로마토그래피로 처리한 것(55%)에 인공 포도당(45%)을 혼합

이와 같은 과정을 거쳐 생산된 액상과당을 섭취하면 중성지방 합성이 3배로 껑충 뛰어오르고 혈중 중성지방과 악성 콜레스테롤로 알려진 LDL콜레스테롤 수치가 올라가 비만이 된다. 과당은 과일로 섭취하면 문제를 일으키지 않지만, 가공식품으로 섭취하면 간 기능에 손상을 주며 당뇨병·심장질환 등의 성인병을 일으키는 원인이 된다.

• 캐러멜, 설탕

외국에서 수입한 일부 간장이나 소스에는 '캐러멜'이 20%, '설탕'이 5%나 포함돼 있어 당류(糖類) 계통의 재료가 액체의 4분의 1을 차지하고 있다. 캐러멜은 설탕이나 포도당과 같은 당류를 빛깔이 검게 변할 때까지 졸여 만든 물질로, 달콤한 맛에 중독되면 계속 사 먹게 된다.

많은 사람에게 중독 현상을 일으키는 설탕에 관해 한 영양학자는 "설탕이 생겨난 때부터 질병이 급증하기 시작했다"라고 말한다. 영양소가 대부분 제거된 설탕을 다량 섭취하면 몸속에서 탄산, 알코올로 분해돼 신체에 악영향을 미친다. 몸속에서 설탕의 발효로 알코올이 과다 생성되면 신장(콩팥)을 서서히 망가뜨린다. 술에 취했을 때와 마찬가지로 뇌의 신경조직에도 악영향을 미쳐 시각, 집중력, 운동 능력을 떨어뜨리는 역할도 한다.

03

외국에서
수입하는 간장

전 세계 각국에는 나라마다 조미식품으로 사용하는 고유의 소스가 있는데, 콩 식품이 발달한 중국과 일본에서도 주된 조미식품으로 사용하는 '간장'을 대량 생산해 세계 각국으로 수출하고 있다.

우리나라 전통 재래식 간장이 콩으로만 만든 메주를 사용한다면 중국과 일본 간장은 주로 콩과 밀에 곰팡이의 일종인 국균(麴菌)을 배양·혼합해 만든다. 따라서 우리나라의 전통 간장과는 맛 차이가 확연하고, 단맛이 많이 나는 것이 특징이다.

중국 간장은 생간장(生抽)과 노간장(老抽) 두 가지다. '생간장'은 색깔과 맛이 연한 탓에 주로 음식의 맛을 낼 때 사용하고, '노간장'은 색깔과 단맛이 진해 주로 음식의 색을 낼 때 사용한다.

일본 간장은 JAS 규격에 따라 크게 다섯 가지로 분류할 수 있다. 일반 간장의 80%를 차지하는 '고이쿠치 쇼유(진한 맛간장)'는 우리나라에서는 '왜간장'으로 알려져 있다. 콩을 삶거나 쪄서 밀을 섞은 후 황국균을 접종해 소금물로 발효·숙성시켰기 때문에 각종 요리에 가장 많이 사용된다. 짠맛뿐 아니라 단맛·쓴맛·신맛·깊은 맛이 난다. '우스쿠치 쇼유(연한 맛간장)'는 맛과 색깔이 연해 주로 국간장으로 사용하지만 염분 농도가 높아 채소 중심 요리에 많이 사용된다. '다마리 쇼유'는 대부분 콩으로만 만들거나 콩에 소량의 밀을 섞어 만들기 때문에 진한 맛·감칠맛이 있다. 주로 굵은 면류인 우동을 비롯해 생선회, 초밥, 생선양념구이, 생선조림, 장어구이, 꼬치구이 등에 사용한다. '사이시코미 쇼유'는 소금물 대신 이미 숙성된 간장에 콩·밀·곰팡이균을 혼합해 다시 숙성시키므로 '두 번 숙성시키는 간장'이라는 뜻이다. 맛·색깔·향이 진하고 걸쭉한 것이 특징인데, 값이 비싸기 때문에 주로 가열하지 않는 음식인 생선회, 초밥, 양념한 날두부 등에 사용한다. '하얀 간장'이라는 뜻의 '시로 쇼유'는 발효·숙성 기간이 매우 짧기 때문에 '우스쿠치 쇼유'보다 색깔이 연하다. 독특한 향과 단맛이 강해 주로 맑은국, 절임, 달걀찜 등에 많이 사용한다.

2018년 일본이 전 세계로 수출한 간장은 35,546㎘인데, 우리나라가 수입한 물량은 2,455㎘로 6.9%를 차지한다. 1㎘의 간장을 실은 1톤 트럭을 일렬로 세워놓으면 12.8km에 해당하는 물량이다. 이처럼 우리나라에는 엄청난 양의 일본 간장이 수입돼 일반식당이나 일식집에서 쓰이고 있지만, 우리나라 소비자는 그들의 간장 제조에 사용하는 메주콩과 탈지대두 98.3%가 외국에서 수입한 재료라는 사실을 잘 모르고 있다. 국제간에 거래되는 콩과 탈지대두 대부분은 유전자가 변형되었는데 일본의 간장 제조업체도 이 부분에서 자유로울 수는 없다.

2005년 일본 장류협회가 발표한 바에 따르면, 간장 제조에 사용한 일본산 메주콩은 총 3,600톤, 외국에서 수입한 콩과 탈지대두는 211,800톤으로 일본산 : 수입산 비율은 1.7 : 98.3이다. 수입산 탈지대두는 콩기름을 추출하고 난 찌꺼기로, 이를 아주 싼값에 수입해서 간장을 만들고 있는 실정이다. 이해하기 쉽게 표로 정리하면 다음과 같다.

종류	일본산(톤)	수입산(톤)	합계(톤)	구성 비율
메주콩	3,600	36,500	40,000	18.6%
탈지대두	-	175,300	175,300	81.4%
합계	3,600(1.7%)	211,800(98.3%)	215,300	100%

출처: 일본 농림수산성·재무성·일본장유협회 자료, 2005

칼럼 염분 부족으로 발생하는 역류성 식도염

우리나라의 건강보험심사평가원 통계에 따르면, '역류성 식도염'을 앓는 환자가 2013년 352만 명, 2017년에는 428만 명으로 4년 만에 약 21% 증가했다. 역류성 식도염 발생률은 성별에 따라서도 차이가 나 남성은 여성보다 1.6배, 흡연 중인 사람은 비흡연자보다 1.6배, 음주자는 비음주자보다 1.3배 높은 것으로 나타났다. 발생률은 비만일수록 더욱 높았으며, 비만의 척도인 체질량지수(BMI)가 높고, 허리둘레가 두꺼울수록 역류성 식도염 발생 위험은 각각 1.4~1.6배 높아졌다는 보고가 있다.

역류성 식도염은 위장과 식도의 연결 부위에 위치해 밸브 역할을 하는 괄약근의 기능 저하에서 비롯된 것이다. 위장 위쪽에 위치한 괄약근은 음식을 삼킬 때 열리고 식사가 끝나면 음식물이 다시 올라올 수 없도록 닫혀 있는 게 정상인데, 이러한 기능이 약해져 소화액인 위산이나 음식물이 위장에서 식도로 역류한다.

최근 이러한 환자가 폭발적으로 늘어난 것을 두고 현대 의학은 서구화된 식생활 습관이 주요 원인으로 꼽힌다고 주장하지만, 사실은 그 원인이 음식을 너무 싱겁게 먹는 데 있다는 연구결과가 발표되었다. 너무 싱겁게 먹은 탓에 위산이 부족해지고, 위장의 수소 이온 농도(pH)가 낮아지지 않아 위장 위쪽 입구, 즉 괄약근이 제대로 닫히지 않게 돼 역류성 식도염이 쉽게 발생하는 것이다.

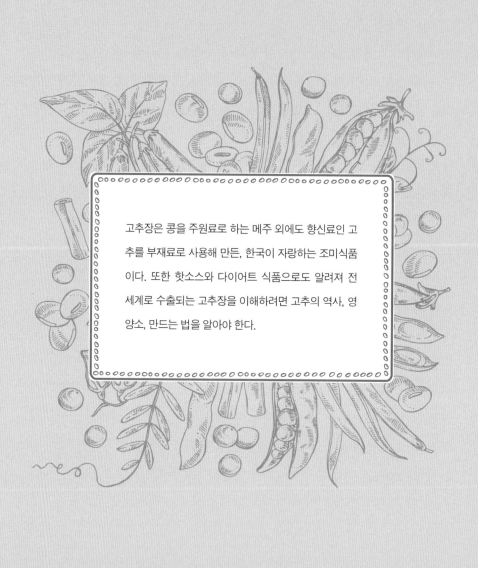

고추장은 콩을 주원료로 하는 메주 외에도 향신료인 고
추를 부재료로 사용해 만든, 한국이 자랑하는 조미식품
이다. 또한 핫소스와 다이어트 식품으로도 알려져 전
세계로 수출되는 고추장을 이해하려면 고추의 역사, 영
양소, 만드는 법을 알아야 한다.

5장

고추장,
세계적인 핫소스

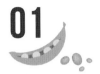

01

고추와 고추장의
역사

　한여름에 시원한 음식 대신 매운 음식을 섭취해 더위를 물리치는 '이열치열(以熱治熱)'은 우리나라 사람의 독특한 피서법 중 하나이다. 보기만 해도 얼굴이 화끈거리는 새빨간 고추장에 비벼 먹는 열무비빔밥, 얼큰한 고추장찌개, 매콤한 비빔국수를 땀을 흘리면서 먹는 것이다. 또한 입맛이 없을 때 고추장을 활용한 매콤한 음식을 먹으면 입맛을 살리고 기운을 북돋는 데 도움이 된다. 이처럼 고추장은 사시사철 우리의 건강을 지켜 주는 도우미 역할을 톡톡히 하고 있다.

　이외에도 고추장을 듬뿍 섞어 조리한 양념닭갈비, 주꾸미볶음, 골뱅이무침 등은 외국인에게도 인기 만점이다. 매운 음식을 좋아하는 우리나라 사람들은 외국인들에게 '성격 역시 화끈하다'는 말을 자주 듣는데, 어떤 사람은 우리를 '동양의 이탈리아인'이라고 부르기도 한다. 어쩌면 고추장처럼 화끈한 매운 음식을 좋아하는 탓에 형성된 성격인지도 모른다.

고추, 임진왜란보다
160년 앞서 등장

고추장의 역사에 대해 이제까지는 조선왕조 선조 시대에 태어나 임진왜란을 겪은 '허균(1569~1618년)'이 저술한 《도문대작(屠門大爵)》(1611년)에서 '초시(椒豉, 매콤한 된장)'라는 용어가 발견됐는데, 이것이 바로 오늘날의 고추장이라 추정하고 있다. 그리하여 고추는 고구마와 함께 임진왜란 당시 일본에서 전래된 것으로 많이 알려져 있다.

하지만 고추장이 우리나라 역사에 등장한 것은 임진왜란(1592년)보다 160년 앞선 세종대왕 시절이었다. 2010년 4월 2일 〈사이언스타임즈(The Science Times)〉 인터넷판에는 "한국식품연구원의 권대영 박사팀과 한국학중앙연구원 정경란팀의 공동연구로 '고추장 역사 중 잘못 알려진 부분이 있다'는 사실을 밝혀냈다"라는 내용이 수록돼 있다.

'권대영' 박사팀은 "1433년(세종 15년)의 《향약집성방(鄕藥集成方)》, 1445년(세종 27년)에 완성된 의학서 《의방유취(醫方類聚)》, 1460년(세조 6년)에 발표된 《식료찬요(食療纂要)》와 같은 고문헌에서 초장(椒醬, 고추장)에 대한 기록이 집중적으로 나오고 있다"라고 밝혔다.

2018년 3월 28일 〈식품음료신문〉 인터넷판의 "고추 너 어디서 왔니…일본 유래설 뒤집히나"라는 제목의 기사에서 권대영 박사는 "문헌학적으로도 임진왜란 이전의 수많은 문헌에 김치, 고추, 고추장에 대한 기록이 존재한다. 고추가 임진왜란 당시 일본을 거쳐 우리나라에 들어왔다는 기록은 없으며 오히려 우리나라에서 일본으로 들어갔다는 기록은 많다"라고 설명했다. 이처럼 많은 문헌을 통해 고추가 임진왜란 당시 일본에서 전래되지 않았다는 사실을 알 수 있다.

오늘날 대한민국 장류 식품의 대표격인 순창 고추장의 제조법은 조선시대 어의(御醫)인 '이시필(1657년~1724년)'의 《소문사설(謏聞事說)》과 1740년 영조 때 '이표'가 저술한 《수문사설》에는 전복, 대하(큰 새우), 홍합, 생강 등을 첨가해 만든다고 돼 있다. 요즘은 이러한 문헌을 근거로 다양한 고추장이 개발돼 많은 사람의 입맛을 사로잡고 있다.

02

고추의 풍부한 영양소

일부 나라에서는 고추 열매를 관상용으로 재배하는 곳도 있다. 고추에는 비타민 A와 C가 다량 포함돼 있어 무더위에 지치지 않도록 돕고, 살균 작용으로 식중독을 예방하는 역할도 하므로 특히 더운 나라에서 많이 활용하고 있다. 살균 외에 살충 효과도 있어 원예계에서는 병충해를 줄일 목적으로 다른 작물과 함께 재배하기도 한다.

이처럼 다양한 효능이 있는 고추는 한국 음식 조리에 없어서는 안 되는 매우 귀한 존재로, 영양소도 매우 풍부하다. 필자는 특히 매콤한 된장찌개를 끓일 때 반드시 사용하는 청양고추와 피부미용·건강에 좋다는 이유로 만인이 즐겨 먹는 홍옥사과의 영양소를 비교해 보고 비타민과 미네랄의 함유량에서 너무나 많은 차이를 발견할 수 있었는데, 자세한 내용은 다음과 같다.

▶ 청양고추와 홍옥사과의 영양소 비교　　　　　　　　　　(단위: 100g당 함유량)

분류		청양고추(날것)	홍옥사과
비타민	베타카로틴(㎍)	456	11.0
	비타민 C(mg)	51.35	1.23
	엽산(㎍)	34.0	—
	비타민 E(mg)	0.28	—
미네랄	아연(mg)	0.28	—
	구리(mg)	0.061	—
	망간(mg)	0.124	—
	셀레늄(㎍)	0.82	—
	몰리브덴(㎍)	1.08	—

출처: 농촌진흥청, 국가표준식품성분표, 제9개정판, 2016

위의 영양소 비교표에서 확인할 수 있듯이 청양고추에는 비타민과 미네랄이 골고루 포함된 반면, 홍옥사과에는 비타민이 너무 적게, 미네랄은 거의 포함돼 있지 않다. 우리의 건강을 책임지는 면역력을 강화하는 영양소는 사과보다 고추와 고추장에 훨씬 더 많다는 것을 알 수 있다.

베타카로틴, 눈 건강에 도움

고추에는 비타민 A의 전구물체인 '베타카로틴'이 홍옥사과보다 약 42배나 많이 포함돼 있다. 인체에 베타카로틴 성분이 부족하면 피부가 건조해 각질이 잘 생기며 피부 염증이 쉽게 발생한다. 베타카로틴은 밤눈이 어두워지는 야맹증을 비롯해 심장질환·뇌혈관 장애의 예방과 개선에도 효과가 있다. 눈물, 콧물, 침을 비롯한 점액은 베타카로틴이 풍부해야 분비되므로 눈물 부족으로 눈에 인공눈물을 넣는 사람이라면 고추나 고추장을 많이 섭취하는 것이 좋다.

비타민 C, 피부미용 효과

팽팽한 피부는 반드시 콜라겐이 풍부해야 형성된다는 것은 널리 알려진 사실이지만, 비타민 C가 부족하면 콜라겐 합성이 제대로 되지 않는다는 것은 그다지 알려지지 않았다. 비타민 C가 부족하면 괴혈병을 비롯해 잇몸질환, 빈혈, 피로, 권태감, 감기 같은 증상이 나타나 스트레스에 약해지고 기미와 잡티 같은 피부 트러블이 자주 발생한다.

또한 햄·소시지·훈제를 즐기는 사람에게 생기는 악성 물질 '니트로소아민'의 생성을 억제하는 항암 작용도 있다. 고추에 포함된 비타민 C 함유량은 홍옥사과보다 약 42배나 많으므로 음식을 통한 비타민 C 섭취가 목적이라면 사과보다 고추를 더 많이 먹어야 한다.

인체의 기본 단위인 세포를 둘러싸 보호하고 있는 세포막의 5%를 비타민 E가 차지하고 있는데, 고추에는 비타민 C뿐 아니라 E도 다량 포함돼 있다. 특히 여름철에 된장을 찍어 먹는 풋고추에는 비타민 C·E가 풍부해 면역력 향상에 안성맞춤이므로 고추야말로 일석이조(一石二鳥)의 식품이다.

엽산,
임산부의 필수 비타민

엽산(葉酸)을 '비타민 B₉'이라고도 한다. 엽산이 부족하면 적혈구의 생성과 세포의 신진대사가 제대로 이뤄지지 않아 빈혈과 노화 현상이 촉진된다. 특히 태아의 발육과 어린이 성장에 필수 영양소이므로 임신·수유 중의 임산부는 반드시 챙겨야 할 비타민이다. 또한 술을 즐기는 사람, 피임약 또는 아스피린을 복용하는 사람은 입안의 염증, 거친 피부, 피로 증상이 나타나기 쉬우므로 의식적으로 섭취할 필요가 있다. 고추에는 이렇게 소중한 영양소가 많이 포함돼 있으며 맛있는 고추장을 통해서 섭취할 수 있다.

비타민 E,
노화 예방

비타민 E는 강력한 산화 작용으로 노화의 원인인 과산화지질의 생성을 방해하는 역할을 한다. 신체의 최소 기본 단위인 세포도 외부로부터의 공격을 대비해 세포막으로 둘러싸서 보호하고 있는데 세포막의 5%는 비타민 E로 구성돼 있다. 이처럼 비타민 E는 세포막에서 대기하고 있다가 세포막을 구성하는 물질인 불포화지방산이 활성산소의 공격으로 산화되는 것을 방지하는 역할을 해 세포를 보호하는 매우 유익한 영양소다.

비타민 E가 부족하면 혈액 속의 LDL콜레스테롤이 산화돼 혈관 벽에 달라붙어 동맥경화의 원인으로 작용해, 고혈압, 심장질환, 뇌질환으로 이어지며 얼굴에 기미가 생기기 시작한다. 소중한 영양소 비타민 E는 마른 고추에 100g당 약 30mg, 고추장의 원료인 메주콩에도 다량 포함돼 있어 우리의 건강을 책임지는 든든한 파수꾼 역할을 하고 있다. 또한 활성산소의 영향력을 무력화시켜 뇌세포도 보호하므로 치매 예방 효과도 기대할 수 있다.

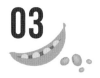

03

캡사이신,
독특한 영양소

입맛이 없을 때 매운 고추가 적당히 들어간 김치, 된장찌개, 나물 반찬 같은 음식을 먹으면 식욕이 높아져 식사를 맛있게 할 수 있다. 하지만 지나치게 매운 고추를 먹으면 오히려 위장의 점막이 손상되는데, 이는 고추 속에 포함된 '캡사이신(Capsaicin)' 때문이다.

캡사이신은 물에 잘 녹지 않는 불용성이어서 고추를 가루로 만들거나 열을 가해 조리를 해도 줄어들지 않는다. 하지만 기름·식초·알코올에는 잘 녹는 성질이 있으므로 이러한 점을 요리에 활용하면 매운맛을 느끼지 않고도 적당히 섭취할 수 있다.

캡사이신은 신체의 감각신경에 작용한다. 주변 환경에 민감한 감각신경은 신체가 위험한 상태에 있을 때 심한 통증을 일으켜 경보를 울리는 역할을 한다. 신체는 감각신경의 경보를 접하자마자 위험에서 벗어나려고 한다.

마치 동네를 돌아다니면서 집집마다 문을 두드리며 위험을 알리는 사람과 같은 역할을 하는 것이다. 이처럼 캡사이신은 자신이 통과하는 모든 곳에서 통증을 일으키기 때문에 몹시 매운 고추를 먹으면 입안이 화끈거리고 위장과 항문에 심한 통증을 느끼게 된다. 하지만 고추장으로 만들어 발효·숙성시켜 먹으면 매운맛이 순화돼 매콤하면서도 달콤한 맛을 느낄 수 있다.

항암 및
항종양 효과

고추장의 기능 중 특히 '항암 및 항종양 효과'에 관해서는 다양한 연구가 진행되었다. 2001년 부산대학교 '박건영' 교수 연구팀은 "항암 효과는 단일 물질인 '캡사이신'보다 '고추장'이라는 복합 물질을 사용한 경우에 두드러지게 나타났다"라고 발표했다.

실제로 전통 재래식 고추장과 공장에서 생산된 고추장을 동결 건조해 메탄올로 추출해 얻은 시료를 Sarcoma-180 종양세포를 이식시킨 쥐에게 제공한 지 32일 후 종양 무게를 비교한 결과, 대조군인 A 그룹은 6.0g, 숙성된 전통 고추장을 제공한 B 그룹의 종양은 3.3g으로 45%나 줄어들었고, C 그룹의 숙성되지 않은 고추장의 효과는 17% 줄어드는 데 그쳤다. 그리고 공장 고추장을 제공한 D 그룹은 23% 줄어들어 전통 고추장과 비교해 절반의 효과밖에 없었다. 또한 종양 전이 실험에서도 대조군에서는 328개의 종양이 폐로 전이됐지만, 전통 고추장의 추출물을 처리한 경우에는 79~84%의 억제 효과를 나타냈다고 발표했다.

2006년 미국 세다스−시나이 메디컬센터의 '소렌 레먼' 박사는 〈암연구
(Cancer Research)〉 3월호에 "캡사이신이 전립선암 세포의 자살을 유도한다.
또한 유전자 조작으로 사람의 전립선암 세포를 이식한 쥐들을 대상으로 캡
사이신을 제공한 결과, 암세포의 80%가 스스로 죽고 종양이 많이 축소됐다"
라고 발표했다.

소화 촉진

몸이 차가운 사람은 평소에 입맛이 없어 식사량이
매우 적다. 이런 사람이 밥에 고추장과 나물을 섞어 비빔밥으로 만들어 먹으
면 평소보다 많은 양의 식사를 할 수 있다. 이는 매운맛을 내는 캡사이신이
침샘을 자극해 식욕을 돋우고 소화액을 많이 분비해 소화를 촉진하기 때문
이다. 캡사이신을 대량 섭취하면 위장 장애를 일으킬 수 있지만, 소량 섭취
하면 위장을 자극해 오히려 위점막을 보호하는 작용을 한다.

또한 고추장에는 탄수화물과 단백질을 소화하는 데 도움을 주는 효소인
아밀라아제와 프로테아제 성분이 포함돼 있어서 소화촉진에 많은 도움을
준다.

위궤양 예방

캡사이신을 적당히 섭취하면 위장에서의 위산 분비가 억제된다. 소량의 캡사이신을 투여하면 위장 점막을 보호하는 작용으로 위궤양 발생이 줄어드는 반면, 과잉 섭취하면 감각신경이 마비돼 위장 점막 보호 작용이 없어지기 때문에 평소 위장 장애가 있는 사람은 매운 음식을 섭취하는 데 주의해야 한다.

비만 예방

고추는 식이섬유도 풍부하고 저칼로리 식품이지만 열량은 낮아 다이어트 식품으로도 알려져 있다. 이는 캡사이신 성분이 체지방을 분해하고 지방 연소를 촉진하는 탁월한 효과가 있기 때문이다. 군산대학교 영양학과 '주종재' 교수는 〈한국영양학회지〉 33호에 "실제로 고지방 음식을 섭취시킨 쥐들을 대상으로 캡사이신을 섭취한 그룹과 그렇지 않은 그룹의 항비만 효과를 측정한 결과, 캡사이신을 섭취한 쥐의 체중은 13%, 체지방 축적량은 30% 감소했다"고 발표했다.

실제로 여름철 입맛이 없을 때 보리밥을 상추 등의 채소 반찬과 함께 고추장 비빔밥으로 만들어 자주 먹으면 체중이 조금씩 줄어드는 것을 느낄 수 있다. 비만으로 고민하는 사람에게 고추장 비빔밥을 적극 추천한다.

스트레스 해소

스트레스를 받거나 우울하면 자신도 모르게 매운 음식을 찾는 사람들이 많다. 이는 고추의 매운맛을 내는 캡사이신이 신체의 신진대사를 활발하게 하고 혈류량을 증가시키기 때문이다. 또한 뇌를 자극해 진통제 역할을 하는 호르몬인 '엔도르핀'을 많이 분비시키는데, 이 호르몬은 스트레스 완화에 탁월해 '행복 호르몬'이라는 별명으로도 불리고 있다. 엔도르핀은 운동할 때도 분비되지만 고추장을 먹을 때도 분비되므로 스트레스가 쌓일 때 고추장 비빔밥을 먹는 것도 많은 도움이 된다.

혈액순환

고추의 매운맛을 내는 캡사이신은 혈액순환에도 탁월한 효능을 발휘해 몸을 따뜻하게 하는 역할을 한다. 혈액순환이 잘 될수록 노인성 질환인 신경통·관절염 등의 증상도 완화되므로 운동 부족으로 몸이 차가워 고민하는 사람이라면 평소 고추장을 즐겨 먹는 것도 체온을 올리는 한 가지 방법이 될 수 있다. 실제로 매콤한 고추를 넣어 끓인 된장국을 먹으면 체온이 올라간다.

술을 좋아하는 사람은 감기 초기에 체온을 올리기 위해 소주에 고춧가루를 타서 마시기도 하는데, 그보다는 고추장 비빔밥이 훨씬 더 효과적이다.

살균 작용

고추의 캡사이신이 위장 질환의 원인균으로 알려진 헬리코박터균에 감염된 위장 점막 세포의 염증을 억제한다는 사실이 세포 실험을 통해 확인됐다. 2009년 9월 연세대학교 의과대학 '이용찬' 교수는 "캡사이신이 헬리코박터균에 감염된 사람의 위장 염증반응에 미치는 영향을 세포실험으로 확인한 결과, 캡사이신을 많이 투여할수록 염증 억제 효과가 뚜렷하게 나타났다"라고 발표했다. 장을 담글 때 독(항아리)에 넣는 붉은 고추의 살균 및 항균 작용이 현대 의학으로 밝혀진 것이다.

또한 한국식품연구원에서 발표한 연구 결과에 따르면, 고추장 속에서는 대장균 O-157이 증식하기 어렵다고 한다. 대장균 O-157은 대장을 뚫고 침입해 장 출혈과 패혈증을 일으켜 인체에 치명적인 공격을 해 목숨까지 위협하는 무서운 세균이다. 일본인들은 이와 같은 세균의 영향을 쉽게 받아 식중독을 일으키는 것을 몹시 두려워하지만, 고추장을 좋아하는 한국인에게는 위협적인 존재가 되지 못한다는 것을 알 수 있다.

04

전통
재래식 고추장

전통 재래식 고추장을 담그기 위해서는 메주가 필요한데, 전통 된장용 메주처럼 100% 콩을 사용하거나 쌀·보리·밀가루·기타 원료를 사용하는 경우도 많다. 이를 종합적으로 조사한 결과는 다음과 같다.

▶전통 고추장용 메주의 원재료 비율

순위	원료	응답자(명)	비율(%)
1	콩 100%	651	45.3
2	콩+쌀	378	26.3
3	콩+보리	144	10.0
4	콩+기타 원료	115	8.0
5	콩+밀가루	100	7.0
6	무응답	48	3.0
합계		1,436	100

출처: 보건에듀, 신동화·권대영·김용석·정도연 공저, 고추장의 과학과 가공 기술, 2011

143쪽의 표를 살펴보면 고추장용 메주의 원료로 100% 콩만 사용하는 비율은 45%, 콩+쌀은 26%, 콩+보리는 10%, 콩+기타는 19%이다. 이처럼 생산자에 따라 다양한 재료, 즉 메주콩에 찹쌀, 보리, 밀가루, 잡곡 등을 혼합해 만든 고추장용 메주를 '떡메주'라고 한다.

고추장용 메주를 만드는 시기는 생산자에 따라 다르다. 대부분은 가을철에 만들어 추운 겨울철에 띄우지만, 순창 고추장은 처서(8월 23일) 전후에 만들어 가을철에 띄운다. 고추장의 단맛을 내는 곰팡이가 기온이 높을수록 메주에 많이 번식하기 때문이다.

고추장
담그는 시기

고추장용 메주처럼 고추장을 담그는 시기는 생산자와 지역에 따라 다르다. 하지만 날씨가 따뜻한 지방에서는 너무 늦게 담그면 고추장이 익기도 전에 부패할 수 있으므로 겨울철에 고추장을 담그는 것이 가장 좋다. 겨울철에 담그면 발효와 숙성 속도가 느려 신맛이 생기지 않으므로 달콤한 고추장을 맛볼 수 있는 장점이 있다. 다음의 표를 보면 여름철·가을철보다는 주로 봄철과 겨울철에 많이 담근다는 것을 알 수 있다. 구체적으로는 봄(3~5월) 약 57%, 겨울(12~2월) 25%, 가을(9~11월) 15%, 기타 3%이다. 이처럼 생산자와 지역에 따라 담그는 시기가 다른 것은 생산 지역의 기후와 가장 깊은 관련이 있다.

▶ 고추장 담그는 시기에 관련된 여론 조사

순위	시기	응답자(명)	비율(%)
1	3~5월	813	56.6
2	12~2월	359	25.0
3	9~11월	221	15.4
4	6~8월	28	1.9
5	무응답	9	0.6
6	기타	6	0.4
	합계	1,436	100

출처: 보건에듀, 신동화·권대영·김용석·정도연 공저, 고추장의 과학과 가공 기술, 2011

전통 고추장 만들기

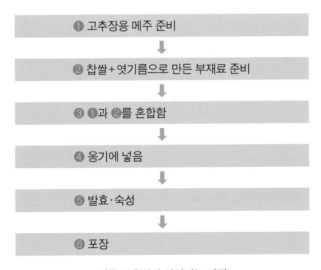

전통 고추장이 완성되는 과정

전통 고추장
주요 재료

• 찹쌀

공장에서 대량으로 생산하는 공장 고추장은 전분질 재료로 멥쌀이나 밀가루를 사용하는 반면, 전통 재래식 고추장은 찹쌀만을 사용한다. 찹쌀을 고집하는 이유는 찹쌀로 밥을 지으면 광택과 찰기가 있고 부드러우면서도 식감이 증가하지만, 멥쌀은 밥이 푸석푸석하고 시간이 지나면서 딱딱해져 식감이 줄어들기 때문이다. 이러한 이유 때문에 찰떡이나 약밥을 만들거나 김치를 담글 때도 찹쌀을 이용한다. 국내산 찹쌀 20% 이상을 사용한 전통 고추장과, 밀가루나 수입산 멥쌀로 만든 공장 고추장은 품질과 맛에 분명한 차이가 있다.

• 고춧가루

고추장의 핵심은 고춧가루를 얼마만큼 사용하는지에 있다. 특히 국내산 고춧가루가 많이 포함될수록 진정한 고추장이라 할 수 있다. 전통 고추장에는 국내산 고춧가루를 30% 이상 사용하지만, 대부분의 공장 고추장에는 수입산 고춧가루가 6% 정도만 포함돼 있다. 가정에서 고추장을 담글 때 인터넷으로 고춧가루를 구매하면 외국산을 국내산으로 속이는 경우도 있으므로 가능하면 믿을 수 있는 곳에서 국내산 고추를 사서 방앗간에서 빻는 것이 가장 좋다.

발효 기간

전통 고추장은 뜨거운 태양 아래 원적외선이 방사되는 옹기에 담겨 6개월 이상 자연 발효·숙성 과정을 거치는 반면, 공장 고추장은 매일 생산·출하해야 하므로 스테인리스 용기에서 15~30일 동안만 발효·숙성 과정을 거친다. 따라서 영양과 기능 면에서 많은 차이가 날 수밖에 없다.

생산 과정

전통 고추장은 수십 년 동안 장류 식품 제조에 종사하며 노하우를 축적해 내로라하는 명인(名人)이나 장인(匠人)이 온갖 정성을 쏟아 만든 명품 식품이지만, 공장 고추장은 자동 시스템으로 생산되는 식품이다.

전통 재래식 고추장은 수요자의 필요에 따라 공급되므로 유통 기간이 매우 짧아 굳이 살균하지 않아도 되는 신선식품이지만, 공장 고추장은 유통업체를 통해 슈퍼마켓이나 대형마트에 공급돼 오랜 기간 진열되므로 살균하지 않으면 계속되는 발효·숙성으로 용기 뚜껑이 열려 품질이 변질될 수 있다. 이를 방지하기 위해 부득이 살균할 수밖에 없으므로 신선식품이라고는 할 수 없다. 또한 고추장에 열을 가해 살균하면 유산균이 모두 사멸되는 안타까움도 있다.

방부제

전통 재래식 고추장은 6개월 이상 자연 발효·숙성 되므로 방부제를 일절 사용하지 않지만, 공장에서 단기간에 대량 생산한 고추장에는 기준치 이내의 보존제(방부제)가 포함된 경우도 있다. 식품의약품안전처가 인정하는 방부제에는 소르빈산, 안식향산, 프로피온산 등이 있으며, 이들은 모두 인공적으로 합성한 화학물질이다.

방부제 '소르빈산'은 곰팡이 발생 억제용으로 고추장에 허용량 범위(1,000mg/1kg) 내에서 사용할 수 있는 물질이지만, 이를 계속 섭취할 경우 건강에 문제를 일으킬 가능성이 있다. 실제로 소르빈산을 물에 녹여 생쥐에게 주사를 놓았더니 주사한 자리에 암이 발생했다는 보고가 있다. 입으로 섭취한 것이 아니기 때문에 '발암성이 있다'고는 단정할 수는 없지만, 신경이 쓰이는 보고임은 틀림없다. 또한 생쥐의 체중 1kg당 소르빈산 0.04g을 17개월 동안 매일 먹이와 함께 준 실험에서는 간, 신장, 정소(精巢, 정자를 생산하는 기관)가 작아지는 결과가 나타났다. 식품에 첨가된 이러한 화학물질을 사람이 매일 섭취할 경우, 이와 동일한 영향을 받을 수 있다는 것을 알 수 있다.

해외로 수출하는 고추장

  국내에서는 1인 또는 맞벌이 가구 증가로 인해 간편식이나 인스턴트식품의 수요가 늘며 고추장의 수요가 감소했지만, 해외에서는 비빔밥·떡볶이 등의 K푸드가 인기를 끌면서 한국산 '핫소스'로 인식돼 수요가 꾸준히 증가하고 있다.

  해외여행을 하다 보면 한국인이 많이 타는 항공사의 비행기에서 제공하는 기내식에도 조그마한 플라스틱 용기에 들어있는 고추장이 나온다. 이는 전 세계로 전파된 K팝 붐의 영향이 크다고 할 수 있다. 비행기에서 고추장을 기내식으로 먹을 때 우리는 밥에 비벼 먹는데 외국인들은 종종 빵에 발라먹는 모습을 볼 수 있다. "왜 빵에 발라 먹느냐?"고 물으면 "자극적인 매운맛에 침이 많이 나와 빵을 먹기가 좋다"고 하면서 나머지는 집으로 가져간다고 한다. 이처럼 고추장이 외국인에게 인기를 끌며 고추장 수출도 빠르게 증가하고 있다.

  과거의 고추장 수출은 주로 해외교포 중심으로 이뤄졌지만, 이제는 전 세계 사람을 대상으로 하고 있다. 2017년 고추장 수출 규모는 3,197만 달러(한화 약 359억 원)로, 2016년의 3,133만 달러(약 352억 원)보다 2% 증가했다. 품목별 비중은 일반 고추장이 72.8%, 초고추장 22.3%, 기타 고추장 4.9% 순으로 나타났다. 이러한 추세를 볼 때 해가 거듭될수록 일반 고추장 수출이 더욱 많이 늘어날 것으로 여겨진다.

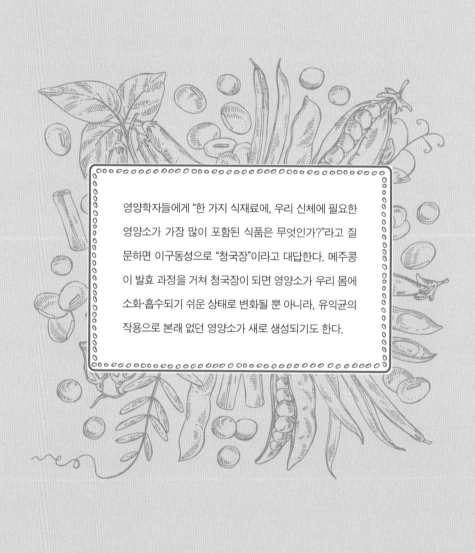

영양학자들에게 "한 가지 식재료에, 우리 신체에 필요한 영양소가 가장 많이 포함된 식품은 무엇인가?"라고 질문하면 이구동성으로 "청국장"이라고 대답한다. 메주콩이 발효 과정을 거쳐 청국장이 되면 영양소가 우리 몸에 소화·흡수되기 쉬운 상태로 변화될 뿐 아니라, 유익균의 작용으로 본래 없던 영양소가 새로 생성되기도 한다.

6장

· · · · · ·

청국장,
천연 건강보조식품

01

청국장의
역사

대한민국 교육부 산하 한국학중앙연구원에서 발행한 《한국민족문화대백과사전》에는 '청국장'을 "전시(戰時)에 단기 숙성으로 단시일 내에 제조해 먹을 수 있게 만든 '장'으로, 전국장(戰國醬) 또는 청나라에서 배워온 것이라 해 청국장(淸國醬)이라고도 하고, 전시장(煎豉醬)이라고도 했다"라고 소개하고 있다. 전국장(戰國醬)이라는 용어는 "청국장은 담근 지 며칠만 지나면 먹을 수 있기 때문에 전쟁터에서 처음 만들어진 음식으로, 고구려 군인들은 콩을 삶아 말안장 밑에 넣고 다니면서 먹었는데 말의 체온으로 자연 발효된 것"이라는 가설에 근거한 것으로 여겨진다.

청국장이 우리나라 문헌에 처음 등장한 것은 '유중임(柳重臨)'의 《증보산림경제》(1760년)였다. 유중임은 "청국장(淸國醬)은 '중국의 청(淸)나라에서 유래된 것'이라는 엉뚱한 주장을 하고 있다. 청국장의 역사는 한자로 된 책이 아니라 순수한 우리말에서 찾아야 정답을 발견할 수 있다."

한국식품연구원의 '권대영' 박사는 〈식품외식경제〉 2018년 9월 20일 인터넷판에서 '잘못 알려진 청국장의 역사'라는 제목의 글에서 "한글이 창제된 이후 1527년에 발행된《훈몽자회(訓蒙字會)》에는 청국장을 나타내는 말, 즉 '젼국, 쳔국, 청국'에 된장을 의미하는 '시(豉)'가 붙어 '젼국 시', '쳔국 시'(규장각본, 1613년), '청국 시'(한계본, 1660년 이후)라고 돼 있음을 볼 때 청국장의 '청국'은 중국의 청나라에서 유래된 것이 아니라 순수한 우리말로 불렸음을 알 수 있다"라고 밝히고 있다.

한자 기록상으로는 기원전 40년 문헌《급취편(急就篇)》에 청국장이라는 용어가 나오고, 우리나라《삼국사기》에도 언급돼 있으므로 청국장 역사의 시작은 삼국시대 이전이라고 할 수 있다. 중국 문헌에서조차 청국장은 주변 오랑캐 국가에서 '강백(康伯)'이란 사람이 들여왔다고 기록돼 있다. 청국장은 순수한 우리나라 말로 '젼국, 쳔국, 청국'으로 불렸지만, 1600년대 이후 '쳔국, 청국, 젼국'에 어미 장(醬)을 붙여 쓰이는 한자어가 등장했다고 알려져 있다.

이러한 사실들을 종합해 볼 때 청국장도 된장·간장·고추장처럼 장(醬)으로 인식되기 시작하면서 한자로 '전시장(煎豉醬), 전국장(戰國醬), 청국장(靑局醬), 청국장(靑麴醬)' 등으로 표기하다가 지금은 '청국장(淸麴醬)'으로 통일된 것이라는 것을 알 수 있다.

이처럼 '청국장'이라는 용어의 변천 과정이 학술적으로 밝혀졌으므로 신문·텔레비전 방송과 같은 매스컴이나 정부 산하 단체가 발행한 백과사전 등에서 청국장을 '전쟁터에서의 음식'이나 '청나라 음식'이라고 잘못 소개하는 것은 반드시 시정돼야 할 점이라고 생각한다. 청국장은 각종 문헌상으로 보아 2,200여 년 또는 수천 년 이상의 역사를 가진 우리나라 전통 음식이 틀림없다.

02

청국장의
종류

우리나라의 청국장과
일본 낫토의 차이

　　　　　　팥처럼 전분이 많고 단백질이 적은 콩에는 청국장균을 접종해도 청국장이 되지 않는다. 콩이 청국장이 되기 위해서는 다량의 아미노산이 필요하기 때문이다. 청국장균이 증식하기 위해서는 전분이 적고 단백질이 풍부한 메주콩이 안성맞춤이다. 청국장균이 메주콩 단백질을 효소로 분해하여 아미노산으로 만들어야 끈적끈적한 실 같은 성분이 생성되는 것이다.

　　우리나라 전통 청국장은 삶은 메주콩에 볏짚을 넣어 자연 발효를 시키므로 볏짚의 바실러스균뿐 아니라 다양한 세균의 영향을 받는다. 따라서 청국장이 만들어지는 곳의 기후와 날씨, 콩의 종류, 만드는 사람에 따라 제각기 다른 균으로 발효되어 맛이 다양하다. 하지만 일본 낫토는 메주콩보다 작은 노란 콩에 일본 정부가 허가한 낫토균만을 접종해 생산한다. 삶은 콩에 낫토균을 인위적으로 분무하거나 주입해 잡균이 침입하지 못하도록 포장된 상태에서 발효시켜 만들기 때문에 대부분 동일한 맛을 유지한다.

▶ 한국 청국장과 일본 낫토의 차이

한국 전통 청국장	일본 낫토
• 볏짚의 다양한 복합균을 활용함 • 메주콩으로 만든 한국의 전통 청국장은 일본의 낫토보다 2~3배의 시간이 소요되며, 시간이 지나면서 감칠맛이 남	• 일본 정부에서 허가한 균만을 접종함 • 바실러스 낫토균을 삶은 콩에 접종해 단시간에 띄워 실이 많이 나는 상태로 먹기 때문에 빨리 발효시키기 위해 메주콩보다 작은 콩으로 만드는 것이 효율적임

동남아시아의 청국장

동아시아의 한국과 일본에 청국장과 낫토가 있듯이 동남아시아 각국에도 콩을 이용한 다양한 청국장이 있는데, 냄새가 심하게 나는 것이 특징이다.

• 네팔의 키네마

'키네마(kinema)'는 네팔의 동부 산악지대에 사는 기라토 사람들이 즐겨 먹는 청국장의 일종으로, 주로 겨울에 만들어 먹는다. 콩을 하룻밤 물에 불려 삶아 두들겨 으깬 후 소량의 재를 넣고 손으로 잘 섞은 다음 대바구니에 담아 바나나 잎으로 덮고 상온에서 하룻밤 띄워 햇볕에 말려 사용하며, 냄새가 심한 것이 특징이다.

• 부탄의 리비잇빠

조미식품으로 사용하는 '리비잇빠(Libi-iba)'의 뜻은 '콩이 썩는다'이다. 삶은 콩을 대나무 광주리에 담고 천으로 덮은 후 습기 찬 방에서 상온에 띄운 것을 절구로 찧어 따뜻한 곳에서 1~3년간 숙성시키며, 소금을 사용하지 않기 때문에 냄새가 심하다.

• 인도의 스자체

'스자체(Sujache)'는 아삼 지방에서 만들어 먹는 음식이다. 삶은 콩을 대바구니에 넣어 띄운 후 절구로 찧어 둥글게 뭉쳐 바나나 잎으로 감싼 후 선반 위에 올려놓고 건조시켜 오랫동안 보관해 두고 먹는다.

• 인도네시아의 템페

'템페(Tempeh)'는 과거 자바 사람들이 즐겨 먹었다고 한다. 콩을 물에 불린 후 껍질을 벗겨 익힌 콩에 종균(라기)을 섞어 나뭇잎의 뒷면에 콩을 얹고 여러 층을 포갠 다음 이틀간 발효한다. 30도의 고온에서 발효가 잘되며, 하얗고 끈끈한 균사가 생기면 흰색의 템페가 되고, 저온에서 발효하면 회색이나 검은색의 균사가 생겨 검은색의 템페가 된다. 날것으로 먹지 않고 간장을 발라 굽거나 얇게 썰어 기름에 튀기거나 수프에 넣어 먹는다.

• 중국의 두시

'두시(豆豉)'는 우리나라의 된장에 해당하는 함두시(鹹豆豉)와 청국장에 해당하는 담두시(淡豆豉)가 있는데, 담두시는 소금을 넣지 않고 만든다. 지방에 따라 두시를 말린 '간두시(干豆豉)'와 숙성 기간이 긴 '습두시(濕豆豉)'가 있다.

• 태국의 토아나오

'토아나오(Toanao)'는 '썩은 콩'이란 뜻으로, 태국 북부 산악지대에 사는 사람들이 즐겨 먹는다. 삶은 콩을 대바구니에 넣고 바나나 잎으로 감싼 후 상온에서 3~4일 띄워 소금과 향신료를 넣고 찧은 다음 시루에 쪄서 양갱 모양으로 만들어 햇볕에 말리면 칩 모양이 되는데, 냄새가 심한 것이 특징이다.

03

청국장,
뛰어난 건강보조식품

　사람의 몸을 현미경으로 자세히 들여다보면, 세포와 세포 속까지도 주로 단백질 분자들로 이뤄져 있다. 이런 단백질 분자들은 대부분 리본처럼 생긴 가늘고 긴 아미노산으로 이뤄져 있으며, 이처럼 수많은 아미노산으로 이뤄진 단백질은 생명 활동의 열쇠를 쥐고 있는 중요한 영양소다. 인체의 근육, 각종 장기, 피부, 손발톱, 머리카락 등도 모두 단백질로 구성돼 있다. 또한 호르몬, 효소, 신경 전달 물질, 유전자, 혈액 성분, 면역 항체 등도 단백질이 없으면 생성되지 않으며, 제기능을 발휘하지 못한다.

　청국장은 이처럼 소중한 단백질과 기타 영양소가 청국장균의 영향을 받아 소화·흡수되기 쉬운 상태로 변화돼 다량 포함된 참으로 우수한 건강보조식품이다.

필수 아미노산

인체를 구성하는 단백질은 약 20여 종류의 아미노산으로 합성돼 있다. 10여 종류의 비필수 아미노산은 신체 내에서 합성되는 물질이지만, 9종류의 필수 아미노산은 반드시 식품으로 얻어야 한다. 신체의 단백질은 필수·비필수 아미노산이 모두 갖춰져 있어야만 합성되는 까다로운 물질이기 때문에 한 가지라도 부족하면 제대로 합성되지 않는다.

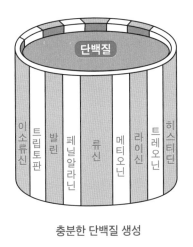

충분한 단백질 생성

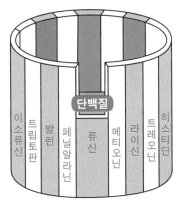

불충분한 단백질 생성

일부에서는 필수 아미노산 모두가 갖춰진 식품은 동물성 식품뿐이므로 반드시 동물성 식품을 섭취해야 한다고 주장하고 있다. 하지만 필수 아미노산은 동물성 식품이 아닌 콩 식품에서도 섭취할 수 있으며, 청국장에는 된장보다 평균 1.5배 이상 포함돼 있다.

▶ 된장 vs. 청국장의 아미노산 비교					(단위: 100g당/mg)
필수 아미노산	된장	청국장	비필수 아미노산	된장	청국장
라이신	488	1,100	글루탐산	1,679	3,200
류신	861	1,300	글리신	335	680
메티오닌+시스틴	127	260	세린	443	720
발린	614	830	시스테인	56	320
이소류신	544	760	아르기닌	577	940
페닐알라닌+티로신	579	870	아스파라트산	1,029	1,800
트레오닌	400	620	알라닌	539	680
트립토판	166	240	티로신	419	680
히스티딘	400	480	프롤린	571	900
합계	4,179	6,460	합계	5,648	9,920

출처: 농촌진흥청 국가표준식품성분표 제8개정판, 2011 일본식품표준성분표, 2015

필수 아미노산을 섭취하기 위해 된장만 별도로 먹을 순 없지만, 청국장을 이용하면 얼마든지 공급받을 수 있다. 이처럼 필수 아미노산이 모두 갖춰진 식품인 청국장이 있는데도 일부 사람은 단백질을 영양제로 섭취하려고 한다. 인공적으로 합성한 단백질을 과다 섭취할 경우 사람에 따라서는 두통, 불면증, 신경증, 과대망상, 환각, 손발이 저리는 증상 등이 나타날 수 있다.

소화와
흡수율 증가

청국장의 원료인 콩에는 필수 아미노산은 물론,

비타민, 미네랄, 항산화물질 등이 다량 포함돼 있어 영양학적 가치가 높다. 콩은 이처럼 뛰어난 식품이지만 소화·흡수율이 낮아 효율성이 떨어지는 단점이 있다. 콩을 단순히 익혀 섭취할 경우 체내 흡수율은 60%이지만 청국장으로 만들어 먹으면 콩 단백질의 체내 흡수율은 95%로 증가해 매우 우수한 단백질 공급원이 된다. 단백질 부족으로 고민하는 사람이라면 하루에 청국장을 한 팩(50g) 정도만 먹어도 충분히 보충할 수 있다.

비타민과 섬유질 증가, 다이어트 효과

메주콩이 발효돼 청국장이 되면 각종 영양소가 증가하는데 그중 하나가 비타민 B_2이다. 메주콩 100g에는 비타민 B_2가 0.09mg 포함돼 있는데 청국장이 되면 0.56mg으로 6배 이상 대폭 생성된다. 비타민 B_2는 몸속에 축적된 체지방을 원활하게 연소시켜 체중을 감소시키므로 다이어트에 많은 도움을 준다. 또한 당뇨병의 첫 단계인 동맥경화를 예방하는 역할도 한다. 혈액 속의 과산화지질을 분해해 혈액이 끈적끈적해지는 것을 방지함으로써 당뇨병 합병증이 발생하지 않게 한다.

비타민 B_2가 부족하면 피부의 점막이 약해져 거칠어지고 입 안이 자주 헐며 손발톱의 모양이 까칠해지고 머리카락은 푸석푸석해진다. 특히 당뇨병 환자, 알코올 중독자, 간 질환자, 노인에게 부족 현상이 자주 발생한다.

▶ 콩과 청국장의 영양소 비교

구분		삶은 콩	청국장
단백질		16.0g	16.6g
비타민 B2		0.09mg	0.56mg
비타민 K		18~35㎍	600~930㎍
식이섬유	수용성	0.9g	2.3g
	불용성	6.1g	4.4g

출처: 일본식품표준성분표(2015)

자연계에 존재하는 비타민 K는 덴마크의 생화학자 '칼 페테르 헨리크 담 (Carl Peter Henrik Dam)'이 발견해 1943년에 노벨 생리의학상을 수상했다. 비타민 K는 식물성 식품에 포함된 K1과 발효식품의 K2(메나퀴논-7)가 있으며, 뼈 형성에 큰 역할을 하는 것은 K2라는 것이 밝혀져 골다공증 치료약으로도 개발됐다. 메주콩에는 비타민 K가 18~35㎍ 정도로 소량 존재하지만, 메주콩이 발효돼 청국장이 되면 600~930㎍, 즉 17~50배 정도의 엄청난 양이 생성된다. 이처럼 비타민 K가 대량으로 포함된 식품은 청국장뿐이다.

실제로 한국식품연구원 '안지윤' 박사 연구팀은 "난소절제 생쥐에 콩과 청국장을 동일하게 장기간 섭취시켜 본 결과, 골밀도를 각각 1.8배 및 3.9배 증가시켰고, 특히 청국장이 골밀도를 정상의 88%까지 회복시킨 것을 확인했다"고 발표했다. 청국장처럼 발효된 콩이 일반 콩과 비교해 골다공증 개선 효능을 많이 증가시킨다는 것을 밝혀냈다.

또한 비타민 K는 지용성 비타민이므로 기름과 함께 섭취해야 흡수가 잘 되는 데, 메주콩에는 지방이 풍부하기 때문에 비타민 K를 제대로 흡수할 수 있는 최적의 환경이라 할 수 있다. 식이섬유를 많이 섭취하는 건강한 사람은 비타민 K가 몸속에서 자체적으로 합성되지만, 노인과 갱년기가 지난 여성은 합성력이 쇠퇴해 골다공증으로 빠르게 진행되므로 매일 청국장을 섭취해 보충할 필요가 있다.

변비 예방, 유산균의 1,000배 효과

유산균음료 1㎖에는 100만 마리의 미생물이 존재하는데, 청국장 1g에는 고초균(枯草菌)이 무려 10억 마리 이상이 존재해 개체 수로는 유산균음료의 1,000배나 된다. 우리의 건강에 도움을 준다는 유익균의 대부분은 섭씨 60°C의 고온이 되면 사멸된다. 하지만 청국장균은 저온, 강산성(强酸性), 강알칼리성의 과혹한 환경에서도 살아남는 매우 강력한 균이다. 이처럼 강력한 청국장균이 소화 기관을 보호하고 소장과 대장에서 음식물과 노폐물을 빠르게 통과시킬 수 있도록 도와 변비와 대장암을 예방해 준다.

끈적끈적한 성분, 당뇨병 예방

메주콩이 청국장이 되면 콩에 없는 끈적끈적한 성

분이 생성되며 수용성 식이섬유는 2.5배로 증가한다. 따라서 수용성 식이섬유가 풍부한 청국장을 밥과 함께 먹으면 식후의 급격한 혈당 수치 상승을 억제한다. 식이섬유가 식후 급격히 생성되는 포도당을 붙들어 천천히 흡수되게 하는 역할을 하는 것이다.

우리가 탄수화물을 섭취하면 췌장에서 인슐린이 분비돼 혈당 수치를 낮추는데, 췌장이 더욱 왕성하게 인슐린을 분비하게 촉진하는 호르몬이 '인크레틴'이다. 이 호르몬은 소장에서 유산균들의 역할로 인크레틴을 분비하는 세포가 증가해 더욱 많이 분비되는데, 유산균의 먹이가 수용성 식이섬유이다. 청국장에 포함된 풍부한 수용성 식이섬유와 끈적끈적한 성분으로 혈당 수치를 낮출 수 있기 때문에 당뇨로 고생하고 있다면 청국장을 더욱 많이 섭취하는 것이 당뇨병 예방과 개선에 도움이 된다.

리소짐,
살균 역할

리소짐(lysozyme, 라이소자임)은 '병원체 용해 효소'로 알려져 있으며, 외부에서 침입하는 유해균을 녹여 죽이는 역할을 하는 물질이다. 특히 달걀껍데기 안쪽의 얇은 막에 존재해 달걀 속의 병아리가 세균이나 바이러스에 감염돼 죽지 않고 안전하게 성장하도록 보호하는 역할을 한다. 리소짐은 청국장에도 많이 포함돼 있으므로 독감바이러스나 코로나바이러스가 유행할 때일수록 청국장을 날것으로 많이 섭취하는 것이 좋다.

나토키나아제,
천연 혈전용해제

청국장에는 메주콩에 없는 '나토키나아제(Nattoki-nase)'라는 효소가 있다. 수분이 없는 상태의 섭씨 100°C에도 죽지 않는 이 영양소는 피떡(혈전)을 녹이는 혈전용해제 역할을 하는 것으로 널리 알려져 있지만, 물에 넣고 끓이면 없어진다.

비행기로 장거리 여행을 할 때 이코노미클래스에 장시간 움직이지 않고 앉아 있으면 피가 굳어 혈관 손상과 합병증을 일으키는 '혈전색전증(血栓塞栓症)'이 발생할 수 있다. 이런 질환이 발생하면 비행기에서 내리자마자 쓰러져 병원으로 이송되는 일이 종종 발생하며, 심각한 경우에는 생명을 잃을 수도 있다. 이때 사용하는 약물 '우로키나아제'는 효과가 지속되는 시간이 4~20분에 지나지 않는다. 반면, 청국장의 나토키나아제 효과는 식후 2~4시간 후에 나타나기 시작해 8시간 이상 지속된다는 것이 일본 '스미 히로유키' 교수의 실험으로 밝혀졌다. 평소 청국장을 즐겨 먹으면 뇌경색과 심근경색에 관한 걱정에서 벗어날 수 있다.

디피콜린산,
부작용 없는 천연 항생제

청국장에는 번식력이 왕성한 병원균을 퇴치하는 유익균이 포함돼 있어 유해균의 발육을 억제하는 작용을 한다. 청국장균은 디피콜린산(Dipicolinic acid)과 바시트라신(Bacitracin)이라는 항균물질을 만들어 병원성대장균 O-157, 비브리오균, 이질균, 장티푸스균, 포도상구균과 같은 세균성 병원균에 저항하는 역할을 한다. 그래서 설사를 할 때 항균물질이 많이 포함된 청국장을 먹으면 짧은 시간 내에 설사가 멎고 아랫배가 편안해지는 것을 느낄 수 있다.

더욱이 '디피콜린산'은 위궤양과 위암의 원인으로 지목되는 헬리코박터균을 억제하는 효과와 대변에서 심하게 나는 암모니아 냄새를 줄여 주는 효과가 있다.

실제로 소똥에 청국장을 혼합해 두면 분해돼 냄새가 줄어들고, 그것으로 채소를 키우면 병충해 없이 잘 자라며, 축산 농가에서 송아지가 태어날 때 청국장균이 많은 볏짚을 깔아 주면 질병에 걸리지도 않고 잘 성장한다.

디피콜린산은 이와 같은 유익한 역할 외에도 방사능 제거 물질로도 알려져 있다. 1986년 4월 우크라이나 체르노빌 원자력발전소 폭발 사고 때 방사능으로 오염된 사람들이 일본에서 된장과 낫토를 많이 수입해 섭취한 유명한 일화가 있다.

레시틴,
혈관 청소 환경미화원

콩(대두)에 많이 포함된 '레시틴(Lecithin)'은 앞서 1장에서 고혈압·동맥경화·지방간·알츠하이머·고지혈증 예방과 다이어트에 큰 효과가 있다고 언급한 적이 있다. 물론 식물성 식품 중에서 메주콩에 가장 많이 포함돼 100g당 1,480mg이지만, 흡수율은 청국장으로 만들어 먹을 때가 가장 효과적이다.

레시틴은 혈관 벽에 달라붙은 콜레스테롤을 없앨 뿐 아니라 혈액 속의 수치도 낮춰 주는 역할을 해 혈관질환·고혈압·대사증후군 등의 예방과 개선에 도움을 주므로 가능한 한 청국장을 많이 섭취하는 것이 좋다.

폴리아민,
혈관질환 예방 역할

'사람은 혈관 노화와 함께 늙어간다'라는 말이 있다. 혈관이 노화되면 동맥경화로 인해 고혈압·뇌졸중·심장질환 등이 발생하는데, 이를 예방할 수 있는 물질 중 하나가 청국장에 많이 포함된 폴리아민(Polyamine)이다.

'폴리아민'은 모든 생물의 세포 증식과 단백질 합성에 관여하는 물질로, 생존에 없어서는 안 되는 필수 영양소다. 젊은 시절에는 장내 세균으로 몸속에서 왕성하게 합성되지만, 40대부터는 합성률이 현저하게 떨어지면서 동맥경화를 촉진하는 염증 유발 물질이 증가한다. 나이가 들수록 장내 유해균의 증가로 염증 유발 물질을 억제하는 폴리아민도 감소하기 때문에 청국장과 같은 음식으로 많이 섭취하면 혈관질환을 예방하는 데 많은 도움이 된다.

콘드로이틴,
튼튼한 연골 유지

황산 콘드로이틴(Chondroitin sulfate)은 점액 다당류의 일종으로, 각막, 연골, 피부, 뼈, 장기, 점액 등에 포함된 물질이다. 노인이 되면 젊을 때의 20분의 1밖에 합성되지 않기 때문에 탄력성이 줄어들어 피부가 처지고 연골 부족으로 무릎관절염을 비롯해 요통, 오십견 등이 발생한다. 이러한 현상이 발생하지 않도록 하기 위해서는 '콘드로이틴'이 많이 포함된 음식, 즉 끈적끈적한 성분이 많은 청국장·미역·다시마·아욱과 같은 음식을 적극적으로 섭취해야 한다. 미역이나 다시마 등과 같은 해산물을 자주 섭취할 수 없을 때는 청국장을 매일 저녁 한 팩씩 먹는 것도 좋은 방법이다.

04

전통
재래식 청국장

1766년 조선 영조(42년)시대에 '유중림'이 저술한 《증보산림경제》에 청국장의 구체적인 제조 방법이 나온다. "해콩 한 말을 가려 삶은 후에 가마니 등으로 감싸고 온돌에서 3일간 띄워 실(絲)이 생기면 따로 콩 다섯 되를 볶아 껍질을 벗겨 가루를 내고 이를 소금물에 혼합해 절구에 찧는다. 맛을 보며 소금을 가감한다. 너무 짜면 다시 꺼내 오이·동아·무 등을 사이사이에 넣고 입구를 봉한 후 독을 묻어 뒀다가 7일이 지나면 먹어도 된다"라고 기록돼 있다.

1924년 '이용만'이 저술한 《조선무쌍신식요리제법》에는 청국장을 건조시켜 보관해 두고 먹는 방법이 나오는데, "청국장 띄운 것을 온돌이나 햇볕에 말려 종이 주머니에 넣어 두고 때때로 꺼내 소금을 타서 끓여 먹는다"라고 기록돼 있다.

1939년 '조자호'가 저술한 《조선요리법》에는 "청국장은 콩과 함께 건대구·전복·해삼·양지머리·사태·곱창·도가니·무·통고추 등의 부재료를 넣어 끓인다"라고 기록돼 있는데, 조선시대의 청국장과 비교했을 때 매우 화려하고 내용물도 풍부해진 것을 알 수 있다.

위와 같은 선조들의 기록 덕분에 오늘날까지 전해 내려오는 청국장의 전통적인 제조 방법으로 메주콩을 삶아 식기 전에 볏짚을 깐 시루에 담아 섭씨 36~38°C의 환경에서 2~3일간 보온하면, 볏짚에 붙어 있는 야생 고초균의 일종인 'Bacillus subtilis'가 번식해 실 모양의 끈끈한 점질물이 생성되고 특유한 향기와 맛을 내게 된다.

청국장을 한 번도 만들어보지 못한 요즘 젊은 세대를 위해 재리식 전통 청국장이 만들어지는 과정을 이해하기 쉽게 요약하면 다음과 같다.

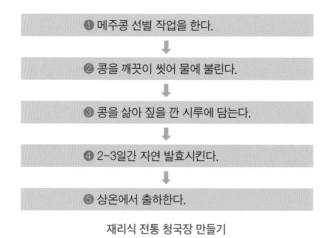

재리식 전통 청국장 만들기

과거의 전통 청국장은 이와 같은 과정을 거쳐 만들었지만, 주먹구구식의 생산 방법이었다. 먼저 적정 온도에 대한 개념이 없었기 때문에 오랫동안 발효시키면 좋다고 생각해 온돌방에서 냄새가 날 때까지 띄웠다. 이런 방법으로 만든 청국장은 냄새가 나는 것이 단점이었기 때문에 냄새를 없애기 위해 끓여 먹었다.

하지만 오늘날에는 현대적인 시설에서 적정 온도에 맞춰 과학적인 방법으로 생산하기 때문에 냄새가 거의 나지 않는다. 이렇게 생산된 청국장에는 콩에 없던 영양소가 새로 생성되며, 인체가 소화·흡수하기에 매우 좋은 상태로 변화된다는 것이 밝혀지면서 이제는 청국장을 끓이지 않고 날것 그대로 먹는 건강보조식품으로 섭취할 수 있게 됐다. 냄새가 나지 않은 맛있는 개량식 청국장을 먹게 된 것은 현대적인 시설에서 과학적인 방법으로 생산되기 때문인데, 이를 간단히 정리하면 다음과 같다.

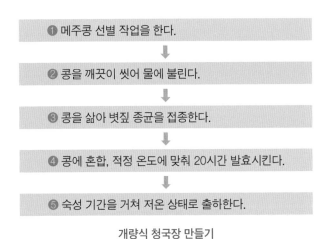

개량식 청국장 만들기

좋은 청국장을 선택하는 요령

청국장은 오래 발효됐다고 해서 무조건 좋은 것이 아니다. 먹기 좋은 청국장은 냄새가 온화하고 쓴맛이 나지 않아야 하며, 16~20시간 정도 발효되면 청국장균의 숫자가 최대치가 되면서 맛있는 제품이 된다. 냄새가 덜 나고 맛있는 청국장을 사려면 다음과 같은 약간의 지식이 필요하다.

• 해외로 수출하는 제품인지 확인한다

요즘 '콩 식품이 건강에 좋다'고 해서 너도나도 장류 식품 제조에 뛰어들고 있지만, 가장 신뢰할 수 있는 제품은 역시 까다로운 조건을 통과해 외국으로 수출하는 제품이다. 특히 전남 장흥에 위치한 ㈜장흥식품의 청국장은 인기리에 꾸준히 미국으로 수출되고 있다. 입으로 먹는 음식을 수입하는 나라의 조건은 매우 까다롭기가 그지없어 수출하는 청국장은 대부분 냄새가 매우 적으며, 맛이 온화해 먹기에 좋다는 것을 알 수 있다.

• 장인 정신을 가진 명인이 만든 것인지 확인한다

식품공장에서 자동 시스템에 의해 대량 생산된 제품인지 또는 장인(匠人) 정신을 갖고 정성을 다하는 명인(名人) 또는 제조 기능인이 직접 만든 제품인지 확인한다. 정성이 깃든 제품을 구매해 섭취하면 그만큼 자신의 건강도 좋아진다는 확신을 가질 수 있다.

• **생산지가 어떤 곳인지 확인한다**

청국장을 발효시키는 주인공은 야생에 존재하는 유산균이므로, 장류 식품을 생산하는 곳은 도회지와는 멀리 떨어져 공기가 맑고 물맛이 좋아야 하며 오염원이 없는 청정지역에 있어야 신뢰할 수 있는 제품이라는 것을 확신할 수 있다. 주말에 여행 겸 생산 현장을 방문해 보는 것도 지혜로운 방법이라 할 수 있다.

• **입소문을 들어본 후 구매한다**

농림축산식품부가 발행한 〈2019 가공식품 세분시장 현황－청국장 시장〉에 따르면, 청국장을 살 때 고려하는 주요인으로 주위의 평판(48.8%), 가격(42.6%), 패키지(34.0%), 제품 공정(17.7%), 품질(11.9%), 용량(10.6%), 인증(9.1%), 첨가물(7.1%), 유통기한(4.4%) 순으로 나타났으므로 주변 사람들의 평판을 근거로 사는 것이 좋다.

• **국내산 콩인지 수입 콩인지 확인한다**

청국장을 구매할 때 콩의 원산지에 대해 확인하는 비중이 매우 높게 나타났다. 수입 콩은 유전자조작(GMO) 콩이라는 우려로 국내산 콩 제품을 선택하는 비율이 가장 높았는데, 국내산(76.4%), 중국산(20.2%), 기타 수입산(13.8%), 원산지(12.1%) 순서로 확인한다. 말도 많고 탈도 많은 외국산 콩으로 만든 제품은 피하는 것이 좋다.

• 냄새가 적고 먹기에 좋은지 확인한다

청국장을 살 때 기대하는 주된 요인으로 맛(85.2%), 건강(52.5%), 다이어트(12.3%), 영양(10.5%), 디톡스(4.6%) 순으로 나타났다. 음식은 먹는 즐거움이 있어야 하므로 역시 냄새가 적고 먹기 좋은 맛있는 청국장을 선택해야 한다.

• 어떤 목적으로 구매할 것인지 확인한다

청국장을 살 때 '맛' 다음으로 '건강'에 대한 기대가 높았는데, 변비 개선(35.3%), 항암 효과(33.8%), 면역력 증진(32.6%), 노화 예방(20.6%), 장 건강(19.8%), 성인병 예방(18.8%), 혈관 건강(18.4%)을 위해 구매하는 순으로 나타나 건강에 도움을 주는 건강보조식품이라는 것을 알 수 있다. 청국장이 변비 개선과 면역력 향상에 탁월한 효능이 있다는 것은 국내는 물론, 전 세계적으로 널리 알려진 사실이다.

05

청국장
수출 현황

    생청국장(낫토)은 2000년대 초반만 해도 접하기 힘든 식품이라 호텔이나 유명한 일식당에서만 구경할 수 있었다. 2006년 3월 미국의 건강 전문지 〈헬스(Health)〉가 세계 5대 건강식품으로, 김치, 낫토, 올리브유, 렌즈콩, 요구르트를 선정하면서 다시 한번 세계적인 건강식품으로 알려지게 됐다.

▶ 2006년 미국의 건강 전문지 〈헬스〉가 선정한 세계 5대 건강식품

순위	식품	생산 국가
1	김치	한국
2	낫토	일본
3	올리브유	스페인
4	렌즈콩	인도
5	요구르트	그리스

이러한 사실이 전 세계적으로 알려지면서 청국장 마니아들이 증가했고 국내에서도 2006년부터 본격적으로 생산과 판매를 시작해 국내는 물론 해외 수출량이 증가하고 있으며, 2017년에는 대폭 증가한 사실을 알 수 있다. 청국장 수출 규모는 적은 편이지만, 해외로 수출하는 대부분의 청국장은 냄새가 나지 않아 해외교포들과 현지인들에게 인기를 얻고 있다. 실제로 현지법인과 수출계약을 체결해 판매하고 있는 곳으로는 전라남도 장흥에 위치한 농업회사법인 ㈜장흥식품이 있다.

▶ 청국장 수출 현황

연도	수출 실적	
	수출량(톤)	수출액(달러)
2014	40	187,770
2015	39	295,553
2016	19	142,739
2017	43	627,963

출처: 한국농수산식품유통공사

칼럼 청국장, 천재 소년을 만든 원동력

동서고금에는 수많은 천재가 존재하는데, 최근 가장 두드러진 천재로는 세 가지 신기록으로 기네스북에 오른 '마이클 커니'를 들 수 있다. 그는 1984년에 태어나 6세에 고등학교를 졸업하고 1994년 10세에 미국 사우스앨라배마대학교를 수석으로 졸업한 IQ 200의 소년이다. 그가 1995년 텔레비전 방송국에서 인터뷰할 때 "왜 머리가 좋은가? 주로 어떤 음식을 즐겨 먹는가?"라는 질문에 "저는 낫토(청국장)를 매일 먹고 있다"고 대답해 화제가 됐다.

이 인터뷰를 계기로, 그는 '낫토 두뇌'라는 별명으로 불리게 됐다. 그의 부모는 일본계 미국인으로, 가족의 식사는 항상 일본식 메뉴로 준비했는데, 어머니는 그를 임신했을 때부터 두부·우동·만두·김 등의 채식 위주의 식단에 낫토를 즐겨 먹었다고 말했다.

천재는 대개 일반인보다 집중력, 기억력, 창의력이 뛰어난 것이 특징이라 할 수 있다. 이는 뇌신경 세포끼리 신호를 주고받는 뇌신경 전달 물질인 아세틸콜린이 풍부하게 분비되기 때문이라고 한다. 두뇌 회전을 돕는 물질인 아세틸콜린은 레시틴이 풍부해야 많이 분비되는 물질이다. 레시틴은 식물성 식품 중에서는 콩 식품에 가장 많이 존재하지만, 특히 청국장에 포함된 레시틴은 흡수도 잘되는 것으로 알려져 있다. 따라서 우리의 미래를 책임져야 할 자녀들이 청국장을 많이 섭취하도록 하는 것도 지혜로운 방법이라 생각한다.

부록
장류 식품의
산업화 과정

　'장맛이 좋아야 음식 맛이 좋다'는 우리나라 속담에서도 알 수 있듯이 '장'은 음식 맛을 결정하는 중요한 요소이다. 따라서 장독대는 집안에서 가장 양지바르고 깨끗한 장소를 차지하고 있으며 그 집안의 권위를 상징하기도 했다. 그래서 장독대 관리는 주부의 소중한 업무 중 하나로 여겨 다른 사람에게 일절 맡기지 않고 직접 정성껏 관리했던 것이다. 전통 한옥과 장독대는 아직도 한국의 시골 풍경을 대표하는 아름다운 풍경이지만, 도회지 및 아파트 생활과 공업적 생산 제품에 밀려 점차 소멸의 길로 들어섰다.

　하지만 전통 장류 식품이 건강에 이롭다는 사실이 알려지면서 많은 사람의 관심이 다시 집중되고 있기 때문에 우리나라에서 장류 식품이 어떻게 발전돼 왔는지 산업화 과정을 살펴보는 것도 매우 유익하리라 생각한다.

▶ 장류 산업의 발전 과정

시기	주요 사항
1880~1890년대	• 1886년 산본장유양조장 건립(부산, 일본인 경영) - 장류 공장 최초(생산품: 간장, 된장 생산)
1900년대~1945년	• 간장 공장 102개소, 된장 공장 17개소(전국, 일본인 경영)
1945년~1950년대	• 1945년 몽고식품(전 산전장유) 창립 • 1945년 매일식품(전 김방장유양조장) 창립 • 1946년 샘표식품(전 삼시장유양조장) 창립 • 1948년 진미식품(전 대창장유사) 창립 • 1950년 동양식품(전 삼화식품) 창립 • 1952년 오복식품(전 대동식품) 창립 • 1953년 삼화식품공사(전 삼화장유사) 창립
1960년대	• 1961년 식품위생법 공포 시행 - 장류도 법에 따라 감독을 받기 시작함 • 1962년 한국장류협동조합(전 대한장류공업협동조합) 설립 • 1967년 식품 등의 규격 기준 공포 시행 - 품질 수준 향상 촉진
1970년대	• 1970년대 10년간 약 600%의 고성장(＊광공업통계조사 보고서) - 부가 가치(장류 39.2%, 제조업 37.6%, 식료품 31.1%)
1980년대	• 1985년 8월 간장 파동 여파로 장류 업체 수 감소 - 159개→85개 - 장류업체의 자기 정화 계기, 화영식품, 신송식품, 명가식품, 대경식품 등 신규 업체 진출
1990년대	• 농협 및 농민들의 소규모 장류 산업 진출 • 1994년 장류 제조업의 중소기업 고유 업종 해제 - 대기업의 장류 시장 진입 • 1996년 2월 산분해간장 유해 성분(MCPD) 논란 재발

····▶

시기	주요 사항
2000년대	• 장류 시장의 대기업화 - 상위 10여 개 업체가 전체 시장의 90% 차지 - CJ가 '해찬들' 인수, CJ제일제당/대상 2개사가 거의 된장 시장 양분 • 사조산업, 진미식품, 순창가 등 신규 공장 건립 • 정부의 식품 정책 방향 변화 - 품질 관리 기준 → 식품안전성 기준
2010년대	• 2011년 장류 중소기업 적합 업종 선정(이행 조치는 권고 사항) - 고추장, 간장, 된장 등 장류 정부 조달 및 저가 제품 시장 철수 권고 • 2014년 장류 판매액 기준 상위 3개 업체가 전체 시장의 63.2% 차지 - CJ제일제당(28.1%), 대상(21.3%), 샘표식품(13.9%) • 2014년 된장 판매액 기준 상위 3개 업체가 전체 시장의 75.3% 차지 - CJ제일제당(49.9%), 대상(25.4%) 프리미엄급 시장을 목표로 품질의 고급화 및 차별화 경향
2020년대	• 두부·장류 제조업 첫 '생계형 적합 업종' 지정, 대기업은 2020년 1월 1일부터 5년간 사업 제한 - CJ제일제당, 대상과 같은 식품 대기업은 두부 제조업, 된장, 간장, 고추장, 청국장 등 5개 장류 제조업에서 사업을 시작하거나 기존 사업의 확장이 제한됨 - 콩 생산 농가에 대한 영향을 고려해 국내산 콩으로 제조하는 두부에 대해서는 대기업의 생산·판매를 허용 - 수출용 제품이나 신기술이 개발될 수 있는 혼합장, 소스류, 가공 두부 등도 적용 대상에서 제외

장류 산업의 발전 개요

구한말

전통 장류 식품의 우수성이 알려지기 시작하자, 부산에서는 1889년 17개의 공장, 인천에서는 1897년, 서울에서는 1907년 6개의 공장이 가동된 것으로 전해지고 있다.

일제 강점기

일제 강점기에는 장류 공장이 우후죽순처럼 생겨나 1942년에는 간장 공장 102개소, 된장 공장 17개소를 일본인들이 운영한 것으로 알려져 있다.

1945~1950년

1945년 8월 15일 일본의 패망으로 일본인들이 한반도에서 퇴각하자, 우리 한국인의 손으로 장류업이 시작됐으며, 대표적인 공장으로는 샘표식품의 전신인 삼시장유(서울), 대송장유(부산), 산전장유(마산) 등을 들 수 있다.

1950년대

1950년에 발생한 한국전쟁을 겪으며 군대 조직의 급격한 팽창으로 장류 식품 생산업체 34개소가 설립돼 군납 전문 기업 형태로 운영됐다. 1950년대 초기 공장 93개소가 116개소로 증가하면서 생산 기술도 많이 향상됐다.

1960년대

한국전쟁이 끝나면서 사회가 안정화되고 식생활 간소화 운동으로 장류 수요가 계속 증가했지만, 품질은 열악한 상황이었다. 장류 제조업체 140여 개가 난립해 경쟁이 심해지자, 업체들의 공동 발전을 위해 1962년 '대한장류공업협동조합'이 설립됐고, 1967년 말에는 식품 등의 규격 기준 공포로 장류의 품질 규격이 도입됐다.

1970년대

1960년대에 난립했던 공장들의 과다 경쟁, 품질 문제 등으로 1970년대 초 140개였던 업체가 1970년대 말기에 114개 업체로 감소했지만, 10년 동안 장류 제조업은 600% 정도 신장되고, 시설 현대화와 품질 개선이 이뤄지기 시작했다.

1980년대

1985년 유해 물질이 포함돼 있다고 인식된 '산분해간장'으로 간장 파동을 겪으면서 74개 업체가 폐업하고 장류업체들의 자기 정화가 이뤄졌다. 이를 계기로 샘표식품의 이천양조간장 공장 신축을 비롯해 화영식품, 신송식품, 명가식품, 대경식품 등 14개 공장이 신설됐다.

1990년대

우리 고유의 전통 장류를 농민 및 생산자 단체가 생산·판매할 수 있도록 제도화하면서 소규모의 장류업체가 전국 각지에 설립되기 시작했다. 1996년 산분해간장의 유해 성분 문제로 일본 간장의 수입이 크게 증가하자, 업계에서는 양조간장의 산분해간장 유해물질 생성을 최소화하는 방향으로 품질을 개선했다.

2000년대

소상공인의 주된 사업영역이던 장류 식품 시장에 대기업 진출이 확정되자, CJ제일제당과 대상이 추가돼 기존의 국내 시장을 과도하게 잠식했고, 세계로의 수출도 활발해지기 시작했다.

2020년대

2020년 1월부터는 5년 동안 정부가 대기업의 과도한 시장 점유를 막기 위해 두부·장류 제조업을 생계형 적합 업종으로 지정해, 대기업의 기존 시설 확장과 새로운 인수·합병을 금지했다. 이로써 신제품(혼합장, 소스류, 가공 두부) 개발과 수출 등에 대한 부정적 영향이 나타나지 않도록 소상공인의 생계형 적합 업종으로 지정하되, 대기업의 소형 제품에 대해서는 생산·판매를 제한하지 않는 반면, 소상공인의 대형 제품에 대해 대기업의 사업 확장을 제한키로 했다. 두부의 경우, 콩 생산 농가에 대한 영향 등을 고려해 국내산 콩으로 제조하는 두부도 생산·판매를 제한하지 않기로 했다.

세계로 수출하는 장류 식품

전 세계로 전파되는 한류(韓流) 붐에 힘입어 한국 음식이 인기를 끌면서 된장·간장·고추장과 같은 전통 장류 식품의 수출이 빠르게 늘어나고 있다. 2016년 수출국은 100개국, 장류 수출액은 5,300만 달러(약 601억 원), 수출 물량은 3만 1,000톤으로 집계됐다. 국가별 1위는 미국 1,579만 4,000달러로 전체 수출액의 29.9%, 2위는 중국 895만 4,000달러(16.9%), 3위는 일본(7.0%), 4위는 러시아(5.7%), 5위는 호주(4.6%) 순이다.

품목별로는 고추장이 전체 장류 수출의 59.3%로 가장 많았고, 간장 (25.4%)과 된장(15.3%)이 그 뒤를 이었다. 관세청은 "전통 장류가 과거에는 해외교포 위주로 수출했는데 최근에는 한류 영향으로 비빔밥과 떡볶이 등 한국 음식이 인기를 끌면서 한국산 핫소스인 고추장 수요가 늘어나고 있는 것으로 분석된다"라고 발표했다.

또한 청국장도 수출하고 있는데, 전라남도 장흥에 위치한 농업회사법인 ㈜장흥식품이 미국 아마존을 통해 청국장을 판매하고 있는 점은 상당히 고무적이라 할 수 있다. 현재 미국에는 일본식 청국장인 낫토가 시장을 독점하고 있는데도 한국형 종균으로 개발한 청국장이 미국 현지 시장에서 인기리에 판매된다는 점에서 의미가 크다. 이러한 사실은 인터넷 검색창에 '장흥식품이 만든 청국장 미국 시장 진출'을 입력하면 확인할 수 있다.

Foreign Copyright:
Joonwon Lee
Address: 3F, 127, Yanghwa-ro, Mapo-gu, Seoul, Republic of Korea
          3rd Floor
Telephone: 82-2-3142-4151
E-mail: jwlee@cyber.co.kr

콩 발효식품에 숨겨진 비밀

2020. 9. 28. 초 판 1쇄 인쇄
2020. 10. 12. 초 판 1쇄 발행

지은이 | 천정자
펴낸이 | 이종준
펴낸곳 | [BM] ㈜도서출판 **성안당**

주소 | 04032 서울시 마포구 양화로 127 첨단빌딩 3층(출판기획 R&D 센터)
      | 10881 경기도 파주시 문발로 112 출판문화정보산업단지(제작 및 물류)

전화 | 02) 3142-0036
      | 031) 950-6300

팩스 | 031) 955-0510
등록 | 1973. 2. 1. 제406-2005-000046호
출판사 홈페이지 | **www.cyber.co.kr**
ISBN | 978-89-315-9014-2 (03510)
정가 | 13,800원

이 책을 만든 사람들
책임 | 최옥현
진행·편집 | 정지현
교정·교열 | 안종군
본문 디자인 | 하늘창
표지 디자인 | 임진영
홍보 | 김계향, 유미나
국제부 | 이선민, 조혜란, 김혜숙
마케팅 | 구본철, 차정욱, 나진호, 이동후, 강호묵
마케팅 지원 | 장상범, 조광환
제작 | 김유석

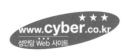

■ 도서 A/S 안내

성안당에서 발행하는 모든 도서는 저자와 출판사, 그리고 독자가 함께 만들어 나갑니다.
좋은 책을 펴내기 위해 많은 노력을 기울이고 있습니다. 혹시라도 내용상의 오류나 오탈자 등이
발견되면 "좋은 책은 나라의 보배"로서 우리 모두가 함께 만들어 간다는 마음으로 연락주시기
바랍니다. 수정 보완하여 더 나은 책이 되도록 최선을 다하겠습니다.
성안당은 늘 독자 여러분들의 소중한 의견을 기다리고 있습니다. 좋은 의견을 보내주시는 분께는
성안당 쇼핑몰의 포인트(3,000포인트)를 적립해 드립니다.

잘못 만들어진 책이나 부록 등이 파손된 경우에는 교환해 드립니다.